Ellen Heidböhmer

*Rat und Hilfe für Mütter von*
**Neurodermitis-Kindern**

Ellen Heidböhmer

## Rat und Hilfe für Mütter von
# Neurodermitis-Kindern
*Sie schaffen das!*

HERBIG
Gesundheitsratgeber

*Die Ratschläge in diesem Buch sind von Autorin und Verlag sorgfältig geprüft, dennoch kann keine Garantie übernommen werden. Jegliche Haftung der Autorin bzw. des Verlages und seiner Beauftragten für Gesundheitsschäden sowie Personen-, Sach- und Vermögensschäden ist ausgeschlossen.*

Besuchen Sie uns im Internet unter
http://www.herbig.net

© 2001 F. A. Herbig Verlagsbuchhandlung GmbH, München
Alle Rechte vorbehalten
Schutzumschlaggestaltung: Wolfgang Heinzel
unter Verwendung eines Fotos von Premium, Düsseldorf
Satz: Walter Typografie & Grafik GmbH, Würzburg
Gesetzt aus 10,5/13,5 Optima
Druck und Binden: Jos. C. Huber KG, Dießen
Printed in Germany
ISBN 3-7766-2247-4

# *Inhalt*

**Vorwort** .................................... 9
Warum ich dieses Buch geschrieben habe ..... 9
Wie Sie dieses Buch benutzen können ........ 11

**Prolog** ..................................... 13
Mein Kind hat Neurodermitis – eine Situations-
schilderung ................................. 13

**Wie geht's Ihnen?** ......................... 15
Ziehen Sie Bilanz! .......................... 16

**Was tut Ihnen gut? Hilfreiches für Ihr Wohl-
befinden von A–Z** .......................... 24

**Aromatherapie** ............................. 24
**Bachblüten** ................................ 28
**Carnegie** .................................. 36
**Demut** .................................... 42
**Edelsteine** ................................ 46
**Fünf Tibeter** .............................. 50
**Gebet** .................................... 57
**Heilungsrituale** ........................... 64
**Inneres Kind** .............................. 72

## Inhalt

**Joggen** .................................................. 77
**Kurs in Wundern** ................................... 81
**Lachen** .................................................. 86
**Meditation** ............................................ 90
**Natur** .................................................... 96
**Om** ..................................................... 102
**Positives Denken** ................................ 105
**Reiki** ................................................... 112
**Schreibübung** ...................................... 118
**Stilleübung** ......................................... 122
**Tagebuch** ............................................ 125
**Visualisieren** ....................................... 129
**Wutarbeit** ........................................... 135
**Yoga** ................................................... 141
**Zilgrei** ................................................. 148

**Alle bemitleiden mein Kind –
    und was ist mit mir?** ........................ 156

**Wohin mit meiner Wut?** ..................... 160

**Wer oder was ist schuld am Elend meines
    Kindes? – Die Kunst zu verzeihen** ......... 167

**Danke, ich schaff's alleine!** ................. 172

**Wie geht's Ihrer Ehe?** ......................... 176
Ziehen Sie Bilanz! ............................. 183
Was tut Ihnen beiden gut? ................ 186

*Inhalt*

**Wie geht's Ihren Kindern?** .................. 189
Ziehen Sie Bilanz! ........................ 192
Was tut Ihren Kindern gut? ................ 196

**Ständiger Schlafmangel – wie Sie trotzdem fit bleiben** .............................. 199

**Starke Gefühle und wie Sie damit umgehen können** ................................ 202

**Krise – nichts geht mehr Wie Sie heil wieder herauskommen** ........ 207

**Die Frage nach dem Sinn – Versuch einer Antwort** ............................... 211

**Epilog** .................................... 217
So geht's meinem Kind heute ................ 217

**Ein Erfahrungsbericht** ..................... 220
Der Verlauf der Neurodermitis-Erkrankung bei meinem Kind ....................... 220

**Nachwort und Abschied** ..................... 240

**Danksagung** ............................... 243

**Anhang** ................................... 245
Literatur
*Bücher, die Ihnen weiterhelfen* ............ 246

# *Vorwort*

### *Warum ich dieses Buch geschrieben habe*

Liebe Leserin,
Sie haben dieses Buch gekauft, weil Sie Hilfe brauchen, vielleicht sogar regelrecht verzweifelt sind oder nicht mehr weiterwissen. Ich kann Ihnen sicher nicht Antworten auf all Ihre Fragen geben, aber ich möchte mit Ihnen ins Gespräch kommen. In ein Gespräch, das *Sie* zum Mittelpunkt hat, nicht Ihr krankes Kind.

*Sie als Mutter stehen hier im Mittelpunkt*

Unser Neurodermitis-Kind ist heute fünf Jahre alt und so gesund, wie es nur sein kann. Das war nicht immer so. Marc Leon bekam die ersten Hautausschläge mit vier Wochen und bis zu seinem dritten Lebensjahr war er durchgehend krank. So krank, dass er im ersten Jahr kaum essen konnte und wir mit dem Schlimmsten gerechnet haben.
Im Nachhinein glaube ich, dass eine höhere Macht (nennen Sie sie Gott, das Universum, ein gütiges Schicksal, den Schutzengel, oder wie immer Sie mögen) ihre Hand über uns gehalten hat. Unser Kind ist wieder gesund, unsere Ehe hat diese schweren Zeiten überstanden und auch unsere beiden großen Kinder sind gesund und seelisch stabil, was nicht selbstverständlich ist bei der Belastung, der sie ausgesetzt waren.

*Rat und Hilfe für Mütter von Neurodermitis-Kindern*

*Mütter mit Neurodermitis-Kindern sind besonders stark belastet*

Und doch, wie sehr habe ich mir in den schlimmsten Zeiten ein Buch gewünscht, das *mir* hilft, als Mutter eines Neurodermitis-Kindes. Denn es sind zwar die Kinder, die am meisten leiden, aber die Mütter, die die Hauptlast tragen: Sie müssen ihr Kind versorgen, auch wenn seine Haut blutig ist und in Fetzen sich löst. Sie müssen sich um die anderen Kinder kümmern, auch wenn sie selbst völlig fertig sind. Sie müssen dafür sorgen, dass ihre Ehe funktioniert und, wenn ihr Partner mit dem kranken Kind überfordert ist, auch allein damit fertig werden können. Und sie müssen den Alltag schaffen, der mit mehreren Kindern schon schwierig genug ist, aber mit einem kranken Kind schnell zum Albtraum wird.

Es gibt Unmengen an Ratgebern aller Art für Neurodermitis-Kinder und ständig kommen neue hinzu. Als ich eine Buchhändlerin fragte, ob denn wirklich noch niemand etwas extra für die Mütter dieser Kinder geschrieben habe, war sie ganz verblüfft. Nach einer Computer-Recherche, die sie mir freundlicherweise anbot, war klar: ein solches Buch gibt es nicht und wird es auch in absehbarer Zeit nirgendwo geben. Die Buchhändlerin schlug mir lächelnd vor, doch selbst eines zu schreiben, schließlich sei es ein wichtiges Thema. Also habe ich mich an die Arbeit gemacht und so einen Ratgeber geschrieben, wie ich ihn mir damals gewünscht hätte.

Eine meiner größten Fragen ist immer noch, *warum* wir durch dieses Leid hindurchgehen mussten. Wenn dieses Buch für Sie hilfreich ist, waren unsere Erfahrungen nicht umsonst.

*Ellen Reidböhm*

*Vorwort*

## *Wie Sie dieses Buch benutzen können*

Ich wünsche Ihnen, dass Sie unter all den hier zusammengetragenen Informationen das finden, was Ihnen hilft. Den für Sie richtigen Vorschlag, das richtige Wort, den Anstoß, den Sie brauchen. Sie werden vielleicht auf Themen stoßen, die Ihnen fremd sind, auf Dinge, von denen Sie noch nie gehört haben. Ich möchte Sie bitten, sich mit offenem Herzen darauf einzulassen. Wie der Schriftsteller Richard Bach es ausdrückt: Wende dich nicht ab von Möglichkeiten, bevor du ganz sicher bist, dass du nicht doch etwas daraus lernen kannst.

*Seien Sie offen für Neues*

Dieses Buch ist mehr ein Nachschlage- und Übungsbuch als ein Lesebuch. In jedem Kapitel finden Sie ausführliche Informationen zu dem jeweiligen Thema und eine Reihe von praktischen Vorschlägen, wie Übungen, Fragebögen, Meditationen etc.

Das Wesentliche wird dann noch mal in Merksätzen zusammengefasst. Den Abschluss jeden Kapitels bildet meist der Hinweis auf weiterführende Literatur. Um Ihnen einen raschen Überblick zu ermöglichen, ist jedes angegebene Buch kurz beschrieben oder kommentiert.

*So finden Sie sich in diesem Buch zurecht*

Die Kapitel mit den persönlichen Wohlfühltipps »Was tut Ihnen gut? – Hilfreiches für Ihr Wohlbefinden von A–Z« sind alphabetisch geordnet. Sie sind in folgende Abschnitte unterteilt:
– Was ist das/Worum geht's?
– Wann Sie das tun/nutzen sollten
– Das brauchen Sie/müssen Sie tun zur Vorbereitung
– Zusammenfassung
– Meine eigenen Erfahrungen
– Wo kann ich mehr darüber lesen?

*Wie Sie dieses Buch nutzen können*

Vielleicht nehmen Sie das Buch von Zeit zu Zeit zur Hand, probieren die eine oder andere der Übungen aus, lesen zu dem Thema, das Sie gerade interessiert, oder lassen sich von einem der Wohlfühltipps inspirieren. Wichtig ist, dass Sie sich selbst und Ihrer inneren Stimme wieder vertrauen lernen. Verfahren Sie mit dem Buch einfach so, wie es für Sie am besten ist. Und sollten Sie feststellen, dass es wirklich gar nichts für Sie ist, schenken Sie es doch bitte jemandem, von dem Sie glauben, er könnte es brauchen – einer Mutter mit einem schwer kranken Kind oder vielleicht einer Frau, die sich in einer schweren Krisensituation befindet.

Ich wünsche Ihnen, dass dieses Buch ein hilfreicher Begleiter ist für die schweren Zeiten, die vor Ihnen liegen.

# *Prolog*

## Mein Kind hat Neurodermitis – eine Situationsschilderung

Es ist drei Uhr morgens und ich kann nicht mehr. Wir sitzen auf dem Sofa, mein sich kratzender, wimmernder kleiner Sohn und ich. Ich kann ihm keinen Trost mehr geben. Ich kann mich selbst nicht mehr trösten. Meine Verzweiflung ist so rabenschwarz wie die Nacht da draußen. Gott hat uns vergessen. Seit zwei Stunden habe ich Marc Leon eingecremt, ihm Medizin gegeben, ihn in meinen Armen gewiegt, ihm vorgesungen, ihn schließlich sogar in schmerzstillendem Öl gebadet. Alles ohne Erfolg.

*Es gibt keinen Trost mehr*

Mit starrem Blick und schmerzverzerrtem Mund kratzt er sich wie besessen, beinahe rhythmisch. Die Kratzgeräusche quälen meine überreizten Nerven. Ich halte ihm die Hände fest. Er brüllt wie am Spieß, strampelt, tritt nach mir, beißt mich. Er ist 17 Monate alt und ich kann ihn nicht mehr festhalten.

Ich setze ihn auf den Teppich, rolle mich auf dem Sofa zusammen und halte mir die Ohren zu. Ich kann nicht mehr weinen.

Marc Leon ist unser drittes Kind. Ich liebe ihn sehr. Ich bin seine Mutter und würde alles für ihn tun. Aber ich kann ihm nicht helfen. Ich hasse ihn, ich hasse diese Krankheit und ich hasse mich.

*Ich liebe mein Kind, aber manchmal kann ich ihm nicht helfen*

*Auch nach einer schlimmen Nacht muss das Leben weitergehen*

Als ich aufwache, fallen die ersten Sonnenstrahlen ins Zimmer. Marc Leon liegt auf meinem Bauch. Der Schmerz hat sich in seine Mundwinkel eingegraben. Die kleinen Hände sind noch im Schlaf zu Fäusten geballt. Ich sehe seine blutig gekratzten Arme und Beine. Die Haut im Nacken hängt in kleinen Fetzen herunter. Die offen gekratzten Stellen im Gesicht haben sich wieder entzündet.

Ich stehe vorsichtig auf, decke ihn zu und taumele entkräftet vom ständigen Schlafmangel in die Dusche. Das heiße Wasser löst die Anspannung und mischt sich mit meinen Tränen.

Ich ziehe mich an und denke darüber nach, wie ich den Tag schaffen soll – die Kinder wecken und zur Schule und zum Kindergarten bringen, einkaufen, die Hausarbeit und das Mittagessen.

Es wird irgendwie gehen. Es geht immer irgendwie.

## *Wie geht's Ihnen?*

Diese Frage sind Sie als Mutter eines neurodermitiskranken Kleinkindes sicher schon gar nicht mehr gewöhnt. Schließen Sie doch mal für einen Moment die Augen und wiederholen Sie für sich die Frage.

Spüren Sie in sich hinein:
- Wie reagiert Ihre Atmung? Wird sie flach und ungleichmäßig?
- Wie reagiert Ihr Körper?
- Wie fühlen sich Ihre Muskeln an?
- Was spüren Sie im Sonnengeflecht, in Ihrer Bauchmitte?

*Konzentrieren Sie sich auf Ihren Körper*

Gehen Sie diesen Körperempfindungen nach, ohne sie zu bewerten. Lassen Sie sie bitte einfach da sein.
Dann öffnen Sie Ihre Augen. Welches Gefühl verspüren Sie jetzt?
- Unwillen: »Und wozu soll das gut sein?«
- Ablehnung: »Das reicht mir jetzt. Schluss mit dem Quatsch!«
- Kummer: »Warum fragt mich sonst nie jemand danach?«
- Resignation: »Ach, das weiß ich gar nicht. Ich schau auch lieber nicht hin!«

*Was spüren Sie?*

Als Mutter eines chronisch kranken Kindes gehen Sie früher oder später völlig in Ihrer Rolle als Versorgerin,

*Auf sein Kind einlassen, aber auch Grenzen setzen*

Pflegerin und Beschützerin Ihres Kindes auf. Sie sind so mit dem Kind beschäftigt, dass für Sie selbst gar kein Raum mehr ist. Die Fähigkeit, sich so intensiv auf einen Menschen einzulassen und sich selbst zurückstellen zu können, ist ein großer Gewinn. Andererseits müssen Sie lernen, gesunde Grenzen zu ziehen, wenn Sie heil durch diese große Belastungsprobe hindurchkommen wollen.

*Warum es wichtig ist, dass Sie sich auch um sich selbst kümmern*

Ein Beispiel: Im Flugzeug erklärt die Stewardess einer Mutter und ihrem Kind den Gebrauch der Atemmasken. Die Mutter ist entsetzt von der Aufforderung, erst sich selbst und danach ihrem Kind die Maske aufzusetzen.
»Und was ist, wenn mein Kind inzwischen keine Luft mehr bekommt?«, fragt sie die Stewardess.
Die Antwort: »Und was ist, wenn *Sie* keine Luft mehr bekommen?«
Zugegeben, das ist ein extremes Beispiel. Aber ich möchte Ihnen klarmachen, dass Sie unbedingt anfangen müssen, sich um sich selbst zu kümmern. Nicht aus Egoismus, sondern aus Einsicht.

> Entdecken Sie wieder, was Sie sonst noch sind außer Mutter eines kranken Kindes.

## *Ziehen Sie Bilanz!*

Wozu soll das denn gut sein?, werden Sie jetzt fragen. Ich glaube, es ist wichtig, von Zeit zu Zeit eine persönliche Bilanz zu ziehen, ganz besonders in Krisenzeiten. Es hilft Ihnen zu erkennen,

- wo Ihre Stärken liegen
- wo Sie nicht gut allein klarkommen und Hilfe brauchen
- worauf Sie bauen können
- wo Sie stehen
- was Sie bis jetzt schon erreicht haben im Leben
- wo Sie noch hinwollen

*Was Sie herausfinden, wenn Sie Bilanz ziehen*

Außerdem ermöglicht Ihnen eine solche Bilanz, sich selbst wieder klarer zu sehen, nachdem Sie sich lange Zeit als Mutter auf Ihr krankes Kind konzentriert haben und sich wahrscheinlich als Mensch ein wenig aus den Augen verloren haben.

Die grundlegenden Fragen für eine Bilanz sind:
- Wer bin ich?
- Woher komme ich?
- Wo stehe ich jetzt?
- Wohin gehe ich?

Das sind scheinbar einfache Fragen, die aber nicht immer leicht zu beantworten sind. Deshalb hier noch ein paar konkretere Fragen.

*Fragen zu: Wer bin ich?*
- Was für ein Mensch bin ich? Was für ein Mensch möchte ich gern sein?
- Wie würde ich mich charakterisieren?
- Was macht das Besondere meiner Persönlichkeit aus?
- Mag ich mich selbst? Was mag ich besonders, was gar nicht an mir?
- Wo sehe ich meine Stärken, wo meine Schwächen?
- Auf welche meiner Eigenschaften bin ich stolz, welche würde ich gern verändern oder ganz ablegen?

*Mit diesen Fragen kommen Sie sich selbst auf die Spur*

Denken Sie sich weitere Fragen aus. Das Ziel ist hier, sich über sich selbst klar zu werden und sich so zu sehen, wie man ist – nicht wie man gern wäre oder wie die anderen einen gern hätten.

*Fragen zu: Woher komme ich?*

**Woher komme ich?**

- Wie ist meine Ursprungsfamilie?
- Wie ist mein Verhältnis zu Mutter, Vater, Geschwistern, Großvater und Großmutter?
- Wie war das Klima in meiner Familie?
- Wie habe ich die Ehe meiner Eltern erlebt?
- Wie das Verhältnis meiner Eltern zu ihren Kindern?
- Das Verhältnis der Geschwister untereinander?
- Was habe ich in guter, was in schlechter Erinnerung?
- Welche Werte gab es in meiner Familie?
- Wo bin ich noch vom Einfluss meiner Eltern geprägt, wo habe ich mich schon auf eigene Füße gestellt?

Denken Sie sich bitte auch hier weitere Fragen aus. Ziel ist, herauszufinden, *was* Sie *wie* geprägt hat und welche Belastungen Sie eventuell mit sich herumtragen.

*Fragen zu: Wo stehe ich jetzt?*

**Wo stehe ich jetzt?**

- Fühle ich mich wohl in meinem Leben? Wenn nicht, was muss ich verändern, um mich wohl fühlen zu können?
- Wie steht es mit meiner Gesundheit? Was kann ich tun, um gesünder zu sein?
- Habe ich immer wiederkehrende Krankheitssymptome? Was können die mir sagen?
- Wie ist meine Stellung in meiner Familie?
- Bin ich damit zufrieden oder würde ich sie gern verändern? Wenn ja, wie?

*Wie geht's Ihnen?*

- Was genau macht mich zufrieden?
- Wie fühle ich mich in meiner Ehe?
- Bin ich damit zufrieden oder würde ich gern etwas verändern? Wenn ja, was und wie?
- Was genau macht mich zufrieden?
- Gibt es Raum für mich außerhalb meiner Familie? Mit Freundinnen z. B.?
- Habe ich genug Zeit für mich? Brauche ich mehr Zeit? Wie könnte ich das erreichen?

Fallen Ihnen noch mehr Fragen ein? Bitte schreiben Sie alle auf. Hier geht es darum, möglichst genau herauszufinden, wie zufrieden Sie mit den verschiedenen Aspekten Ihres Lebens sind.

*Fragen zu: Wohin gehe ich?*
- Was sind meine Lebensziele?
- Was sind meine kurz- und mittelfristigen Ziele?
- Wenn ich mit meinem jetzigen Leben zufrieden bin, was macht mich zufrieden?
- Wenn ich unzufrieden bin, was ist der Grund dafür? Wie lässt sich das ändern?
- Was wünsche ich mir für meine Kinder, speziell für mein Neurodermitis-Kind?

**Wohin gehe ich?**

Sicher fallen Ihnen auch hier noch mehr Fragen ein. Ziel ist es, herauszufinden, wie Sie sich Ihre Zukunft wünschen. Je konkreter Ihre Vorstellungen sind, desto besser.

Diese Überlegungen dienen dazu, aus dem Alltagstrott und dem »Keine Zeit«-Syndrom herauszukommen und sich Stück für Stück bewusster zu werden über sich selbst und das eigene Leben.

Vielleicht entdecken Sie ganz Neues, vielleicht stoßen Sie auf schmerzlich Verdrängtes. Was auch immer dabei herauskommt, bitte
- seien Sie offen für sich selbst
- spüren Sie Ihren Gedanken und Gefühlen nach
- seien Sie liebevoll und nachsichtig mit sich
- nehmen Sie alles ernst genug (es geht um Ihr persönliches Wohlergehen), aber nicht zu ernst. Bewahren Sie sich Ihren Humor.

*Schreiben Sie Ihre eigene Geschichte auf*

Vielleicht mögen Sie Ihre eigene Geschichte aufschreiben, angefangen bei Ihrer Kindheit, Ihrer Ursprungsfamilie über Schul- und Ausbildungszeit, Ihren Beruf zu Ihrer Ehe und Familiengründung. Diese Arbeit, nach bestimmten Regeln und Vorgaben ausgeführt, heißt in der anthroposophischen Medizin und Therapie »Biografiearbeit« (s. Literaturhinweise).

Sie werden vermutlich auf Themen oder Fragen stoßen, die von Anfang an Ihr Leben durchziehen wie ein roter Faden, die in immer neuen Variationen wieder auftreten. Und vermutlich hat die Neurodermitis Ihres Kindes auch damit zu tun.
Werden Sie neugierig auf die Zusammenhänge und Hintergründe Ihrer Lebenserfahrungen. Fragen Sie, so oft Sie können, nach dem Warum und beobachten Sie, was passiert.

*Spielen Sie Detektiv!*

Wenn Sie ein wenig Familienforschung betreiben, werden Sie sogar Verhaltens- und Krankheitsmuster in Ihrer Familie aufspüren können. Spielen Sie Detektiv! Entdecken Sie Ihre Vorfahren und deren Leben. Ganz sicher werden Sie Einblicke erhalten, die Ihnen weiterhelfen. Sei es, dass Sie alten schädigenden Beziehungsmustern auf die Spur kommen und mit dieser Erkenntnis Ihre eigenen Beziehungen verbessern können; oder sei es, dass Sie herausfinden, was hinter den immer wiederkehrenden Krankheiten von Familienmitgliedern steckt, und die Zusammenhänge zwischen Lebensmustern und Krankheitssymptomen besser verstehen können.

Setzen Sie Ihren Rucksack ab, das Erbe Ihrer Ursprungsfamilie, packen Sie ihn ganz in Ruhe aus und entscheiden Sie dann, was Ihnen hilft und was Sie weiter tragen wollen. Alles andere lassen Sie zurück. Sie haben es lange genug getragen.

*Entscheiden Sie, von was Sie sich trennen wollen*

So etwas ist natürlich leicht gesagt. Hier sind ein paar Übungen, die Ihnen dabei helfen können:

- Stellen Sie sich vor, Sie packen alle alten zerstörerischen Beziehungsmuster einzeln in leuchtend blaue Müllsäcke. Dann tragen Sie einen nach dem anderen an den Straßenrand, damit die Müllabfuhr sie mitnimmt. Schauen Sie noch mal im Keller nach, ob Sie auch keinen vergessen haben. Warten Sie auf den Müllwagen, schauen Sie zu, wie die Müllmänner Ihre Säcke einladen und bedanken Sie sich bei Ihnen.
- Stellen Sie sich vor, Sie gehen einen Strand entlang. Laden Sie alles, was Sie belastet, im Sand ab. Stapeln Sie alles aufeinander. Dann setzen Sie sich in einiger Entfernung davon hin und warten auf die Flut. Sehen Sie zu, wie das Meer alles mit sich nimmt, bis der Strand wieder ganz sauber ist.
- Stellen Sie sich einen Sorgenbaum vor: einen großen mächtigen Baum, dessen Äste stark genug sind für alle Ihre Sorgen. Auch für die allergrößte. Hängen Sie eine Last nach der anderen an den

*Hilfreiche Übungen*

Baum. Beginnen Sie mit den kleinen Lasten, überzeugen Sie sich davon, dass der Baum sie trägt und gehen Sie dann über zu den größeren. Danken Sie dem Baum, dass er Ihnen Ihren Kummer und Ihre Probleme abnimmt.
- Stellen Sie sich vor, Sie steigen mit all Ihrer Last in einen Heißluftballon. Sie wollen losfliegen, so hoch es geht, der Sonne entgegen. Das geht nur, wenn Sie Ballast abwerfen. Fangen Sie mit den kleinen Dingen an. Lassen Sie sich Zeit. Seien Sie geduldig mit sich. Fliegen Sie erst dann los, wenn Sie wirklich bereit sind.

> Werden Sie sich klar darüber, wie Sie geworden sind, was Sie sind. Sie haben die Kraft, sich zu verändern, wenn Sie es wollen.

### *Wo kann ich mehr darüber lesen?*
BURKHARD, GUDRUN:
- Das Leben geht weiter. Geistige Kräfte in der Biografie, Verlag Freies Geistesleben, Stuttgart 1998
  *In sich abgeschlossene Fortsetzung von »Das Leben in die Hand nehmen«. Hier wird beschrieben, wie die Seele bei der Gestaltung unseres Schicksals hilft.*
- Das Leben in die Hand nehmen. Arbeit an der eigenen Biografie, Verlag Freies Geistesleben, Stuttgart 1995
  *Hier wird Grundlegendes für eine Beschäftigung mit der eigenen Biografie anschaulich erklärt.*
- Schlüsselfragen zur Biografie,
  Verlag Freies Geistesleben, Stuttgart 1995
  *Wissenswertes zur Bedeutung der Jahrsiebte im Lebenslauf.*

WAIS, MATTHIAS:
- Biografiearbeit und Lebensberatung,
  Verlag Urachhaus, Stuttgart 1994
  *Der Klassiker unter den Biografiearbeit-Büchern.*
  *Wie die Biografiearbeit helfen kann, Krisensituationen*
  *zu meistern. Mit vielen Beispielen aus der Praxis.*
- Ich bin, was ich werden könnte. Entwicklungschancen im Lebenslauf, Verlag edition tertium, Osterfildern 1995
  *Für Menschen, die sich schon mit der Biografiearbeit*
  *beschäftigt haben.*

# Was tut Ihnen gut?
# Hilfreiches für Ihr Wohlbefinden von A bis Z

## Aromatherapie

*Die Verwendung ätherischer Öle im Alltag*

### Was ist das/Worum geht's?

Die Aromatherapie nutzt die Heilkraft der ätherischen Öle für vielfältige Anwendungen. Die gebräuchlichste und bekannteste ist die Duftlampe, andere Möglichkeiten der Nutzung sind Bäder, Inhalationen, Massagen und Kompressen. Erfahrene Aromatherapeuten verwenden die Öle auch für Duschgele, Rasierwasser und Eaux de Toilette, als Haut- und Körperpflegemittel sowie im Haushalt und sogar beim Kochen. Die Öle sind hoch konzentriert, sodass sie nur jeweils wenige Tropfen brauchen.

*Entspannen Sie sich und verbessern Sie Ihr Wohlbefinden mit Hilfe ätherischer Öle*

### Wann Sie das tun/nutzen sollten

Wenn es Ihnen schwer fällt, abzuschalten und sich zu entspannen, geben Sie ein paar Tropfen eines ätherischen Öls in eine Duftlampe. Sie verbessern auf diese Art das Raumklima, verwöhnen Ihren Geruchssinn, bekommen gute Laune und mobilisieren Ihre Selbstheilungskräfte. Sie können sich auch mit einem Öl massieren lassen. Probieren Sie verschiedene Öle aus, bis Sie »Ihr« Öl gefunden haben.

### Das brauchen Sie/müssen Sie tun zur Vorbereitung

- Eine Duftlampe (möglichst an einem zentralen, aber kindersicheren Platz in ihrer Wohnung aufstellen)
- Teelichter
- Streichhölzer/Feuerzeug
- Verschiedene Öle, möglichst naturrein, ohne künstliche Zusätze. Im Bioladen oder in Teeläden finden Sie eine große Auswahl

*Das brauchen Sie zur Aromatherapie*

Folgende ätherische Öle sind besonders hilfreich bei bestimmten Symptomen und Verstimmungen, die Sie als Mutter eines Neurodermitis-Kindes immer wieder haben werden, z. B.:

- Angelikawurzel (Angelica Archangelica) → hilft bei seelischer und körperlicher Schwäche, Erschöpfungszuständen

*Verschiedene Öle, die Ihnen helfen können*

- Basilikum (Ocimum Basilicum) → hilft bei Migräne, nervöser Schlaflosigkeit, leichten Angsterscheinungen, depressiven Verstimmungen, Melancholie
  ACHTUNG: nicht für Epileptiker und Schwangere!

- Bergamotte (Citrus Bergamia) → hilft bei Depressionen und Angstzuständen

- Cassia (Cinnamomum Aromaticum) → hilft bei seelischer Verhärtung und Erstarrung

- Ingwer (Zingiber Officinale) → hilft bei Energiemangel und innerem Ungleichgewicht

- Iris (Iris Florentina) → hilft bei seelischen Wunden

- Lavendel (Lavandula vera, Lavandula hybrida, Lavandula officinalis) → hilft bei aufgewühlten Emotionen, bei körperlichem und seelischem Schmerz

- Limette (Citrus Aurantifolia) → hilft bei Traurigkeit und Antriebsschwäche
  ACHTUNG: kann zur Verfärbung von Haut und Kleidung führen!

- Mandarine Rot und Grün (Citrus Reticulata) → hilft bei Verspannungen, Angst, Trauer, Schlaflosigkeit; tut gut nach Krankheiten und seelischen Krisen

### Zusammenfassung

*Mit ätherischen Ölen lassen sich Verstimmungen positiv beeinflussen*

Die Verwendung ätherischer Öle ist eine einfache und relativ preiswerte Methode, Ihr persönliches Wohlbefinden zu verbessern und Verstimmungen aller Art positiv zu beeinflussen. Sie werden Freude daran haben, viele verschiedene Öle auszuprobieren und sich Ihr ganz persönliches Sortiment zusammenzustellen.

### Meine eigenen Erfahrungen

*Öle lösen keine Probleme, geben aber neuen Mut und neue Kraft*

Was soll das nützen?, dachte ich, als ich zum ersten Mal von der Aromatherapie hörte. Ein paar Tropfen eines Öls in eine Duftlampe geben … und meine Probleme lösen sich in Wohlgefallen auf? So ist es natürlich nicht.

Die Öle wirken sehr subtil, aber sie wirken doch. Mandarine zum Beispiel hat mir oft beim Einschlafen geholfen. Wenn ich das Gefühl hatte, dass gar nichts mehr geht, gab mir Bergamotte oder Cassia in der Duftlampe neuen Auftrieb.

Im Wohnzimmer, wo sich die Familie am häufigsten aufhielt, duftete es fast immer nach Lavendel. Besucher empfanden das beim Hereinkommen als sehr angenehm. Für mich persönlich hat eine Duftlampe mit wohlriechenden Ölen und einem kleinen Teelicht etwas Ruhiges und Friedliches.

*Schaffen Sie sich mit einer Duftlampe eine kleine Oase der Ruhe*

### Wo kann ich mehr darüber lesen?

PRICE, SHIRLEY:
Praktische Aromatherapie. Vitalität und Lebensfreude durch ätherische Öle, Urania Verlag, Neuhausen 1988
*Ein Buch, das den Akzent auf die Praxis legt.*

RIEDER, DR. MED., BEATE/WOLLNER, FRED:
Duftführer. Eine Beschreibung von über 90 ätherischen Ölen, ihrer Wirkung und praktischen Anwendung, Fred Wollner, Börwang 1992
*Sehr zu empfehlen für Einsteiger.*

# Bachblüten

### Was ist das/Worum geht's?
Edward Bach (1886–1936), ein englischer Arzt, bekannt geworden auch als Pathologe, Immunologe und Bakteriologe, arbeitete auf der Grundlage des Satzes »Behandle den Menschen und nicht die Krankheit«. Als Ursache von Krankheit vermutete er negative Gemütszustände wie Sorgen, Angst, Unzufriedenheit, Ungeduld, Traurigkeit usw. Aus diesem Grund begab er sich auf die Suche nach Heilmitteln für die Seele, die auf diese Krankheitsursachen Einfluss nehmen konnten.

*So kam Dr. Bach auf die heilenden Blüten*

Mit Hilfe seiner übergroßen Sensitivität erspürte er die Wirkung von Pflanzen auf den Körper und die Psyche des Menschen. Er fand die Pflanzen, die ihm für die Behandlung negativer Gemütszustände geeignet schienen. Es waren Blüten von wild wachsenden Blumen, Wildsträuchern, Büschen und Bäumen.

### Wann Sie das tun/nutzen sollten
Im täglichen Umgang mit Ihrem kranken Kind werden Sie immer wieder mit den unterschiedlichsten Gefühlen zu kämpfen haben. Hier sind Bachblüten ein hervorragendes Mittel, um sich langfristig zu stabilisieren. Einige der Blüten, die mir sehr geholfen haben, finden Sie unten beschrieben.

*Bachblüten helfen, Gefühle zu stabilisieren*

Von Bach selbst stammt die Einteilung in sieben Hauptgruppen. Ich stelle Ihnen Blüten aus drei Gruppen vor, die für Sie als Mutter eines chronisch kranken Kindes hilfreich sein können. Um Ihnen einen raschen Überblick zu ermöglichen, sind für jede Blüte ein paar typische Stichworte notiert. Außerdem gibt es hilfreiche Affirmationen (Sätze, die das Unterbewusstsein »umprogrammieren«) sowie praktische Tipps, die die Wirkung der Blüten unterstützen.

### Bei Ängsten helfen folgende Bachblüten:

1. Cherry Plum (Kirschpflaume)
   Stichworte:
   - Angst, innerlich loszulassen
   - Angst, die Beherrschung zu verlieren

*Blüten, die gegen Ängste helfen können*

*Affirmationen:*
- Ich lasse alte Vorstellungen los
- Ich nutze meine Kräfte positiv
- Ich überlasse mich der göttlichen Führung

*Was Sie noch tun können:*
- Sich erden: mit leicht gegrätschten Beinen fest auf dem Boden stehen und sich vorstellen, dass die Füße mit der Erde verhaftet sind oder Wurzeln haben, die bis tief in die Erde hineinreichen
- Sich eine Fußmassage gönnen
- »Springen« üben – im übertragenen Sinne (in eine unbekannte Situation hineinspringen und sich ihr stellen) und ganz konkret (im Schwimmbad, auf dem Spielplatz)

2. Gorse (Stechginster)
   Stichworte:
   - ohne Hoffnung

- völlig verzweifelt
- »Es hat doch keinen Zweck mehr«-Gefühl

*Affirmationen:*
- Ich öffne mich jetzt für das Leben
- Heute ist ein neuer Tag
- Ich vertraue dem Rhythmus des Lebens

*Was Sie noch tun können:*
- Sich mit dem Karmagedanken beschäftigen (wir werden immer wieder geboren und bringen die Aufgaben, die wir im »letzten Leben« nicht gelöst haben, für »dieses Leben« wieder mit)
- Sich möglichst viel im Freien und in der Sonne aufhalten, notfalls ins Sonnenstudio gehen

*Blüten, die Ihnen helfen können bei Erschöpfung und Resignation*

**Bei ungenügendem Interesse an der Gegenwartssituation helfen folgende Bachblüten:**

3. Olive (Olive)

Stichworte:
- Extreme Ermüdung
- Völlige Erschöpfung von Körper, Seele und Geist

*Affirmationen:*
- Ich bitte um neue Kraft
- Gottes Kraft ist mit mir
- Ich sorge liebevoll für meinen Körper

*Was Sie noch tun können:*
- Für regelmäßigen und ausreichenden Schlaf sorgen
- Viel Frisches essen (Obst, Gemüse)
- Sich viel im Freien aufhalten

4. Wild Rose (Zaun-, Wein-, Apfelrose)
   Stichworte:
   - Teilnahmslosigkeit
   - Apathie
   - Resignation
   - innere Kapitulation

*Affirmationen:*
- Das Leben sorgt gut für mich
- Es geht mir von Tag zu Tag und in jeder Hinsicht immer besser und besser
- Ich öffne mich jetzt für die Freuden des Lebens

*Was Sie noch tun können:*
- Innere Überzeugungen bewusst und systematisch verändern (s. Literaturhinweise)
- Üben, flexibel zu reagieren und auch mal zu improvisieren

## Bei Mutlosigkeit und Verzweiflung helfen folgende Bachblüten:

5. Pine (Schottische Kiefer)
   Stichworte:
   - Selbstvorwürfe
   - Schuldgefühle
   - Mutlosigkeit

*Blüten, die bei Schuldgefühlen helfen können*

*Affirmationen:*
- Ich bin in Ordnung, so wie ich bin
- Ich verzeihe mir meine Fehler
- Jeder Fehler ist ein Schritt auf dem Weg zum Erfolg
- Ich überlasse mich der göttlichen Führung

*Was Sie noch tun können:*
- Sich geistig mit den Themen Schuld und Vergebung auseinander setzen (s. Literaturhinweise)
- Lernen, sich selbst anzuerkennen
- Mit den Chakren arbeiten, besonders mit dem Herzchakra (s. Literaturhinweise)

*Blüten, die bei Verzweiflung und Verbitterung helfen können*

6. *Sweet Chestnut (Ess- oder Edelkastanie)*
Stichworte:
- Tiefste Verzweiflung
- Die Grenze dessen, was ein Mensch ertragen kann, ist erreicht

*Affirmationen:*
- Der Weg führt durch die Dunkelheit zum Licht
- Wenn die Not am größten ist, ist Hilfe am nächsten
- Die Liebe in mir ist unzerstörbar

*Was Sie noch tun können:*
- Über das Bild des Phönix aus der Asche meditieren
- Sich mit dem Karma- und dem Erlösungsgedanken auseinander setzen (s. Literaturhinweise)
- Sich möglichst viel in der Natur aufhalten

7. *Willow (Gelbe Weide)*
Stichworte:
- Innerer Groll
- Verbitterung
- »Opfer des Schicksals«

*Affirmationen:*
- Ich nehme jetzt mein Leben in die Hand
- Ich denke jetzt positiv

*Bachblüten*

- Ich erkenne das Gesetz von Ursache und Wirkung im täglichen Leben
- Ich befreie mich von allen alten Lasten

*Was Sie noch tun können:*
- Für körperliche Entgiftung sorgen (Fasten, Lymphdrainage)
- Sich mit dem Karmagedanken beschäftigen (s. Literaturhinweise)
- Sich für eine gute Sache engagieren

### Das brauchen Sie/müssen Sie tun zur Vorbereitung

Sie erhalten die Bachblüten rezeptfrei in der Apotheke. Hilfreich ist es, wenn Sie einen Arzt oder Heilpraktiker haben, der sich mit Bachblüten auskennt und Ihnen bei der Wahl der für Sie richtigen Blüte helfen kann. Sie können aber auch selbst mit den Bachblüten experimentieren. Es gibt inzwischen eine ganze Reihe empfehlenswerter Bücher für Einsteiger. Vertrauen Sie bei der Auswahl der Blüten auf Ihr Gefühl. Sie können mit Bachblüten nichts falsch machen. Im schlimmsten Fall, d. h., wenn Sie eine Blüte ausgewählt haben, die nicht die richtige ist, passiert gar nichts.

*Ihr Arzt oder Heilpraktiker berät Sie bei der Auswahl der Blüten*

Besorgen Sie sich in der Apotheke Vorratsfläschchen, am besten braune Nasentropfen-Flaschen mit Pipette oder Medizinfläschchen mit Tropfeinsatz. Die füllen Sie mit einer Mischung aus ca. $3/4$ Wasser, vorzugsweise Quellwasser ohne Kohlensäure, und $1/4$ Alkohol (am besten Weinbrand). Bitte nicht voll füllen, weil die Bachblüten noch hinzugefügt werden. Der Alkohol dient der Konservierung der Tropfen, wenn Sie die Mischung über einen längeren Zeitraum einnehmen. Vor der ersten Einnahme gut schütteln.

*So stellen Sie selbst ein Fläschchen mit Bachblüten her*

*So nehmen Sie die Tropfen ein*

*Standarddosierung:*
- mindestens vier Mal täglich vier Tropfen
- morgens auf nüchternen Magen, mittags ca. 20 Minuten vor dem Essen, nachmittags gegen 17 Uhr, abends vor dem Schlafengehen

Die Tropfen werden direkt auf oder unter die Zunge gegeben. Vor dem Schlucken bitte einen Moment lang im Mund behalten, da die Aufnahme über die Mundschleimhäute erfolgt.

*Meine eigenen Erfahrungen*

*Bachblüten helfen bei innerer Erstarrung und seelischen Blockaden*

Für unsere Familie gehören die Bachblüten seit langem zur Hausapotheke. Wir schätzen sie sehr als sanfte Hilfe und Unterstützung in Situationen, die man scheinbar allein nicht lösen kann. Es ist immer wieder erstaunlich, wie die Blüten innere Erstarrung oder seelische Blockaden lösen können. Besonders in Zeiten großer Verzweiflung war ich dafür sehr dankbar. Wenn die Gegenwart so dunkel und trostlos erschien, dass ich nicht einen Schritt mehr weitergehen wollte, hat *Sweet Chestnut* mir spürbar neuen Mut gegeben. Und für die Schuldgefühle, die mich als Mutter eines chronisch kranken Kindes immer wieder plagten, erwies *Pine* sich als große Hilfe. Die Last auf meinen Schultern und die Bedrängnis in meiner Seele wurden deutlich leichter nach der Einnahme der Tropfen.

*Zusammenfassung*

Bachblüten sind eine unkomplizierte und relativ preiswerte Möglichkeit, Ihr seelisches und körperliches Wohlbefinden zu verbessern oder zu stabilisieren.

## *Wo kann ich mehr darüber lesen?*

BACH DR., EDWARD/PETERSEN, JENS-ERIK R.:
Heile dich selbst mit den Bach Blüten, Knaur Verlag, München 2000
*Enthält die Originaltexte »Heile dich selbst«, »Ihr leidet an euch selbst« und »Befreie dich selbst« von Edward Bach sowie praktische Anleitungen und ein Symptomverzeichnis.*

KRÄMER, DIETMAR/WILD, HELMUT:
Neue Therapien mit Bachblüten, Bände 1–3, Verlag W. Ludwig, München 1998
*Für »Fortgeschrittene« in der Bach-Blütentherapie: Einteilung der Blüten in so genannte Schienen, Fragebögen, Fallbeispiele, Hautzonen und Bachblüten, Akupunktur, Mondlinien u. v. m.*

SCHEFFER, MECHTHILD:
- Bach-Blütentherapie. Theorie und Praxis. Eine holistische Heilmethode, Hugendubel Verlag, München 1981
  *Das Standardwerk über die Bach-Blütentherapie.*
- Selbsthilfe durch Bach Blütentherapie. Blumen, die durch die Seele heilen, Heyne Verlag, München 1989
  *Gekürzte Zusammenfassung der Titel »Bach-Blütentherapie« und »Erfahrungen mit der Bach-Blütentherapie« von Mechthild Scheffer sowie »Blumen, die durch die Seele heilen« von Edward Bach.*

# *Carnegie*

*Was ist das/Worum geht's?*
Dale Carnegie war der Sohn eines Farmers in Missouri und ist heute, Jahrzehnte nach seinem Tod, immer noch einer der populärsten Autoren von Lebenshilfe-Büchern. Sein Buch »Sorge dich nicht – lebe!« findet sich nach wie vor in den Bestsellerlisten.

*Carnegie bietet verblüffend einfache Ratschläg auch für schwere Zeiten*

Aus diesem Buch möchte ich Ihnen einige Empfehlungen zitieren. Ich habe sie selbst ausprobiert und fand es immer wieder verblüffend, wie derart einfache Ratschläge mich aus den zahlreichen Tiefs mit meinem Neurodermitis-Kind herausholen konnten. Einige dieser Empfehlungen beherzige ich auch heute noch. Die Erfolge sprechen für sich.

- »Leben Sie in zeitdichten Schotten!«
  »Wenn die Bürde von morgen mit der von gestern heute getragen werden muss, wankt auch der Stärkste.«

*Leben Sie im Hier und Jetzt*

Konzentrieren Sie sich auf diesen einen Tag, der jetzt vor Ihnen liegt. Leben Sie heute. Schieben Sie das Leben nicht auf – bis Ihr krankes Kind gesund ist, bis die Kinder groß sind, bis Sie sich einen Urlaub leisten können … Überlegen Sie, was heute möglich ist, um Ihr Leben schön und angenehm zu gestalten – trotz aller Belastung und allem Kummer – und dann tun Sie es.

- »Seien Sie fortwährend tätig.«
  Der englische Dichter Tennyson sagte, nachdem sein bester Freund gestorben war: »Ich muss mich mit Beschäftigung betäuben, oder ich sterbe an Verzweiflung.«
  Und von George Bernard Shaw stammt der Ausspruch: »Man ist nur unglücklich, weil man Zeit hat, zu überlegen, ob man unglücklich ist oder nicht. Das ist das ganze Geheimnis.«
  Das bedeutet nicht, liebe Leserin, dass Ihre Sorgen hier abgetan oder ignoriert werden. Es bedeutet, dass Sie Ihre Blickrichtung ändern sollen – weg von dem Unvermeidlichen, wie der Neurodermitis Ihres Kindes, die Sie nun mal nicht zum Verschwinden bringen können, und hin zu dem, was Sie *tun* können.
  Das Zauberwort hier ist »tun«. Wenn Sie ganz unten sind – *tun* Sie etwas. Ich fand mich oft, wenn die Verzweiflung mich übermannte, im Badezimmer wieder, wo ich unter Tränen das Waschbecken geschrubbt habe. Sie sehen, es ist ganz egal, was Sie tun. Aber tun Sie etwas, damit Sie nicht verrückt werden.

*Egal, wie schlecht es Ihnen geht, tun Sie etwas*

- »Akzeptieren Sie das Unvermeidliche.«
  Es gibt einen alten Kindervers, der diese Empfehlung sehr schön illustriert:
  Für jedes Leid auf dieser Welt, so scheint's,
  Gibt es ein Mittel oder keins.
  Ist eines da, versuch's zu finden!
  Ist keines da, musst du's verwinden!

*Akzeptieren Sie, was Sie nicht ändern können*

Wir haben bereits darüber gesprochen: Wenn Sie ein Problem haben, das Sie zur Verzweiflung bringt, das Sie aber allein nicht lösen können – geben Sie es ab an eine höhere Macht. In einem Gebet der Anonymen Alkoholiker heißt das so:

Gott gebe mir die Gelassenheit,
zu akzeptieren, was ich nicht ändern kann,
den Mut, das zu ändern, was ich ändern kann,
und die Weisheit, das eine vom anderen zu unterscheiden.

- »Sorgen Sie sich nicht über Vergangenes.«

*Lassen Sie die Vergangenheit ruhen*

Wir alle tun, denken oder sagen Dinge, die wir später bereuen. Das ist menschlich. In einigen Fällen können wir andere um Vergebung bitten, grundsätzlich müssen wir jedoch lernen, die Vergangenheit loszulassen. Sie können sie sowieso nicht mehr ändern. Machen Sie sich das jetzt bitte klar. All Ihr Gram, Ihre Reue, Ihr Kummer, Ihre Schuldgefühle – nichts wird die Vergangenheit verändern können. Carnegie sagt dazu: »Sägen Sie kein Sägemehl.«

Das Beste, was Sie tun können: sich selbst und anderen Menschen verzeihen. Oder, wenn Ihnen das noch zu schwer fällt, die Erinnerung wenigstens loslassen. Leben Sie im Hier und Jetzt und tun Sie hier, was möglich ist.

- »Zählen Sie die Geschenke, nicht die Probleme.«

*Freuen Sie sich über das Schöne in Ihrem Leben*

Zugegeben, das ist sehr schwer, wenn Sie gerade völlig erschöpft und verzweifelt sind. Machen Sie bitte trotzdem einen Versuch. Vielleicht müssen Sie ein bisschen nachdenken, aber irgendetwas Schönes, Erfreuliches wird Ihnen einfallen. Vielleicht hat heute Morgen schon die Sonne in Ihr Küchenfenster geschienen, der Briefträger ein freundliches Pläuschchen mit Ihnen gehalten, das Baby Sie angelächelt … Was auch immer: Holen Sie sich die Erinnerung daran ins Gedächtnis zurück und halten Sie sie fest!

## Carnegie

In vielen englischen Kirchen aus der Zeit Cromwells findet sich der Satz »Denke und Danke!«. Versuchen Sie einmal ein paar Tage lang, ihn zu beherzigen. Denken Sie daran, wie viel Schönes es in Ihrem Leben gibt, das Sie vielleicht für selbstverständlich halten, und seien Sie dankbar dafür!

Und noch eine Empfehlung aus dem Buch »Wie man Freunde gewinnt«:
- »Kritisieren, verurteilen, klagen Sie nicht.«
Diese Empfehlung fand ich immer besonders schwer umzusetzen, sie wird aber auch besonders reiche Früchte tragen, wenn Sie sie befolgen. Seien Sie beim Üben geduldig und nachsichtig mit sich selbst. Kritisieren und verurteilen bezieht sich auf Sie selbst und auf Menschen in Ihrer Umgebung. Es bedeutet, dass Sie sich selbst und die Menschen um sich herum anerkennen und sie so sein lassen sollen, wie sie nun mal sind. Nicht klagen heißt: Akzeptieren Sie, was das Schicksal Ihnen zu tragen gegeben hat, und machen Sie im Rahmen Ihrer Möglichkeiten und Kräfte das Beste daraus.

*Versuchen Sie, nicht zu klagen*

### Wann Sie das tun/nutzen sollten
Möglichst von nun an täglich. Versuchen Sie, eine oder zwei der Empfehlungen in Ihren Alltag einzubauen und regelmäßig zu üben.

### Zusammenfassung
Wenn Sie Carnegies Bücher lesen, werden Sie feststellen, dass er nicht leichtfertig gute Ratschläge gibt, sondern aus eigenen Erfahrungen gelernt hat. Sein

wichtigster Satz lautet: »Egal, wie schlimm Ihre Situation ist, geben Sie niemals auf!«
Dass Sie das schaffen, liebe Leserin, wünsche ich Ihnen von Herzen!

### Meine eigenen Erfahrungen

Ich habe mich sehr intensiv mit dem Satz »Leben Sie in zeitdichten Schotten« beschäftigt. Bevor ich damit anfing, war ich oft verzweifelt über die Gegenwart, die Zukunft und die Vergangenheit. Heute geht es unserem Kind schlecht und wir leiden alle. Gestern war es auch nicht besser. Und in der Zukunft wird es vermutlich noch schlimmer sein. Wenn Sie sich ständig in diesen Gedankenmustern bewegen, versperren Sie sich selbst die Tür zu Vertrauen und Optimismus. Es hat eine ganze Weile gedauert, bis ich das verstanden hatte. Dann habe ich mir den Satz vorgesagt, wann immer die Verzweiflung mich packen wollte. Er hat mir mit der Zeit sehr geholfen, im Augenblick zu leben, hier und jetzt mein Bestes zu tun, die Vergangenheit vergangen sein zu lassen und mir über die Zukunft keine Sorgen zu machen.

*Lernen Sie zu vertrauen, dass alles gut wird*

### Wo kann ich mehr darüber lesen?

CARNEGIE, DALE:
- Freu dich des Lebens. Die Kunst, beliebt, erfolgreich und glücklich zu werden, Scherz Verlag, München 1990
- Sorge dich nicht – lebe! Die Kunst, zu einem von Ängsten und Aufregungen befreiten Leben zu finden, Scherz Verlag, München 2000
  *Beide Bücher sind warmherzig und liebevoll geschrieben, übersichtlich aufgebaut und leicht zu*

lesen und bieten eine wahre Fundgrube an überzeugenden Beispielen.

Übrigens werden in den meisten Großstädten Dale-Carnegie-Kurse angeboten.
Kontaktperson für Deutschland:
Dieter Alten, Wasmannstr. 15, 22307 Hamburg, Tel.: 040/69143 72

# *Demut*

### *Was ist das/Worum geht's?*

*Die positiven Bedeutungen von Demut*

Demut ist für die meisten von uns ein sehr negativ besetzter Begriff. Wir denken gleich an Unterwürfigkeit und Erniedrigung – was übrigens auch das deutsche Wörterbuch als Definition von Demut anbietet. Es gibt aber auch noch andere, viel weniger bekannte Begriffe für Demut: tiefe Bescheidenheit, Ergebenheit und Hingabe.

### *Wann Sie das tun/nutzen sollten*

Als Mutter eines Neurodermitis-Kindes können Sie mit dem Begriff Demut erst mal nicht viel anfangen. Sie wollen sich ja gerade nicht der Krankheit ergeben, sondern sie so schnell wie möglich loswerden. An diesem Punkt werden Sie vermutlich immer wieder verzweifeln. Lassen Sie uns sehen, was wir tun können, um den Teufelskreis zu durchbrechen.

*Akzeptieren Sie, dass Sie Ihr Kind nicht heilen können*

Das Wichtigste und zugleich das Schwerste: Sie müssen einsehen, dass es nicht in Ihrer Macht oder der des Arztes liegt, Ihr Kind gesund zu machen.
Ich weiß, das ist starker Tobak, und ich verstehe gut, wenn Sie darüber in Zorn geraten. Mich hat der Gedanke fast umgebracht, dass die Neurodermitis als unheilbar gilt. Aber unheilbar bedeutet hier

### Demut

letztlich nur, vom Standpunkt der Medizin her unheilbar.

Wenn Sie an dieser Stelle einen kleinen Schritt über die rein materielle Welt hinaus machen können, stellt sich die Frage: Wenn die Medizin machtlos ist, in wessen Macht liegt die Heilung dann? Die Antwort hierauf wird von Mensch zu Mensch ganz unterschiedlich ausfallen, weist aber dennoch eine Gemeinsamkeit auf: Es gibt etwas, das größer ist als wir alle und unsere Geschicke beeinflusst oder vielleicht sogar lenkt.

Können Sie das anerkennen, ohne sich selbst als klein und mickrig zu erleben? Wunderbar, dann haben Sie schon einen großen Schritt getan! Ich glaube, das ist Demut – zu sagen:
Ich schaffe das nicht alleine. Wer immer da oben ist, bitte hilf mir!

*Sie sind nicht allein; bitten Sie eine höhere Macht um Hilfe*

Dazu möchte ich Ihnen eine kleine Geschichte erzählen:
Eines Tages wurde den Menschen erlaubt, für einen einzigen Tag ins Paradies zurückzukehren. Einer nach dem anderen kam, legte sein Bündel am Eingang ab und betrat den Garten Eden. An diesem Tag war der Garten erfüllt von der Freude, dem Lachen, dem Verständnis und der Liebe der Menschen. Als es Zeit wurde zu gehen, drückte sich niemand. Alle verließen das Paradies. Jeder schulterte am Eingang wieder sein Bündel. Niemand ließ seines liegen oder griff sich ein leichteres. Und alle Menschen kehrten nach diesem Tag in ihr eigenes Leben zurück.

Ich wünsche Ihnen, dass Sie Ihr Bündel akzeptieren können, sich aber auch Möglichkeiten schaffen, es vorübergehend abzulegen, wenn es zu schwer wird.

### Zusammenfassung
Sie sind nicht allmächtig, das bedeutet hier, nicht in der Lage, Ihr Kind zu heilen. Aber Sie sind auch nicht ohnmächtig. Wenden Sie sich an eine höhere Macht, wenn Ihnen Ihr Schicksal zu schwer wird.

### Meine eigenen Erfahrungen
Demut zu lernen war (und ist es teilweise auch noch) für mich eine der allerschwersten Lektionen. Aus meiner Lebenserfahrung hatte ich die Erkenntnis gezogen, dass niemand da ist, um mir zu helfen und ich allein mit allem fertig werde. Ich muss die Situation nur analysieren, eine geeignete Lösung finden und die dann in die Tat umsetzen. Lange Zeit hat das hervorragend geklappt. Ich war überzeugt, es gibt überhaupt keine höhere Macht. Der Einzige, der etwas tun, etwas bewegen oder verändern kann, bin ich. Mit dem Ausbruch der Neurodermitis unseres Sohnes ist mein ganzes Weltbild durcheinander geraten. Ich habe mich in den Kampf gerettet – gegen die Krankheit, gegen die Hoffnungslosigkeit, gegen die Ohnmacht –, nur um festzustellen, dass Kämpfen alles noch schlimmer macht. Trotzdem ist es mir sehr schwer gefallen, damit aufzuhören. Bei meinem ersten großen Zusammenbruch hörte ich mich selbst sagen »Ich kann nicht mehr, ich bin völlig am Ende mit meiner Kraft. Wer immer da oben ist, bitte hilf mir.« Da habe ich zum ersten Mal in meinem Leben ein ganz besonderes Gefühl von Frieden und Geborgenheit erlebt. Jemand oder etwas nahm die viel zu schwere Last von meinen Schultern.
Mit der einen Erfahrung war es leider nicht getan. Mein Ich war zu stark, um sofort aufzugeben. Aber mit der Zeit wurde es einfacher zuzugeben, dass ich allein

*Kämpfen Sie nicht länger gegen die Neurodermitis*

nichts ausrichten kann. Und auch wenn das Loslassen aller Sorgen, das ja auch eine Folge des Eingeständnisses meiner Machtlosigkeit war, viel Angst auslöste, wusste ich doch intuitiv, das ist der richtige Weg.

*Lassen Sie Ihre Sorgen los, auch wenn das Angst macht*

### *Wo kann ich mehr darüber lesen?*
ASSISI VON, FRANZ:
Die Demut Gottes. Meditationen, Lieder und Gebete des heiligen Franz von Assisi, Verlag Benziger, 1999
*Wunderschöne Einblicke in die Gedankenwelt eines außergewöhnlichen Mannes.*

# Edelsteine

*Edelsteine heilen und schützen*

### Was ist das/Worum geht's?
Schon die Urvölker wussten, dass bestimmte Edelsteine, insbesondere Kristalle, heilende oder schützende Kräfte haben. Bei den Ureinwohnern Amerikas wurde z. B. der Türkis als Schutz vor Negativem, vor Verletzungen und Stürzen in die Kleidung eingearbeitet.

Edelsteine wirken auf zweierlei Art: über ihre Farbe und über ihre Schwingung. Die Wirkung der Farbe wird Ihnen, liebe Leserin, vielleicht noch einleuchten, wenn Sie an das zarte Rosa eines Rosenquarzes denken, das Klare, Durchscheinende eines Bergkristalls oder das Dunkle, Abgründige eines Hämatits. Aber wie steht es mit der Schwingung?

*Edelsteine harmonisieren durch feine Reize auf die Sinne*

Wussten Sie, dass Mineralien eine Lebensform sind – genau so wie Menschen, Tiere und Pflanzen? Ihr Wachstum vollzieht sich lediglich um ein Vielfaches langsamer als das der anderen Lebewesen. Durch allerfeinste Reize auf die Sinne können auch Edelsteine zu unserer Heilung und Harmonisierung beitragen.

### Wann Sie das tun/nutzen sollten
Wenn Sie sich müde, erschöpft, ausgelaugt und deprimiert fühlen, wenn Sie gerade schwere Zeiten

mit Ihrem kranken Kind durchzustehen haben, tragen Sie z. B. für eine Weile einen Hämatit bei sich. Oder stellen Sie einen Bergkristall auf Ihren Schreibtisch.

### *Das brauchen Sie/müssen Sie tun zur Vorbereitung*

Sehen Sie sich einmal in einem Esoterikladen oder einem Mineralienhandel um. Dort gibt es eine große Auswahl an Edelsteinen. Entscheiden Sie intuitiv, welches der richtige Stein für Sie ist – oder lesen Sie sich in die Literatur ein und besorgen Sie sich dann gezielt einen Stein, der für Ihre Stimmungslage, Ihr Problem oder Ihre Symptome empfohlen wird.

*Edelsteine finden Sie in Esoterikläden oder Mineraliengeschäften*

Hier noch einige Beispiele:

- Der Amethyst
  ist hilfreich bei Unruhe und Nervosität. Verhilft zu innerem Frieden

*Finden Sie den Edelstein, der Ihnen hilft*

- Der grüne Aventurin
  verhilft zu seelischem, geistigem und körperlichem Gleichgewicht

- Der Azurit
  hilft bei der Auseinandersetzung mit persönlichen Ängsten

- Der Chrysokoll
  erweckt die inneren Sinne, repräsentiert die weibliche Intuition

- Der Hämatit
  wurde früher Kriegern mit in die Schlacht gegeben und verleiht seinem Träger Kraft, Mut und Durchhaltevermögen

- Der Rosenquarz
  weckt Liebe und Mitgefühl für sich selbst. Stellt die Energie zur Selbstheilung zur Verfügung

Experimentieren Sie ein wenig und finden Sie selbst für sich heraus, wie Sie die Steine am besten nutzen können. Meine bevorzugten Methoden sind:

*Wie Sie die Edelsteine am besten nutzen können*

- den Stein in der Tasche oder an einer Kette zu tragen
- ihn bei der Arbeit vor mich auf den Schreibtisch zu legen
- ihm einen schönen, zentralen Platz in der Wohnung zu verschaffen
- ihn beim Meditieren vor mich hin zu legen oder in der Hand zu halten

Wichtig ist noch, dass Sie Ihre Steine regelmäßig reinigen.

*Wie Sie die Edelsteine reinigen*

Am einfachsten geht das unter fließendem kalten Wasser. Sie können sie auch im Sonnen- oder Mondlicht energetisch aufladen. Legen Sie sie zu dem Zweck einfach bei hellem Sonnenschein oder bei (Voll-)Mondlicht auf die Fensterbank.

### *Zusammenfassung*

Nutzen Sie die Heilkraft der Edelsteine in Ihrem Alltag. Und finden Sie heraus, was Ihr persönlicher Kraftstein ist.

*Edelsteine*

## *Meine eigenen Erfahrungen*

Ich habe über sehr lange Zeit einen Hämatit ständig bei mir getragen. Das Wissen, dass dieser Stein Kriegern Tapferkeit für die Schlacht verleiht, gab mir Kraft. Wenn ich ihn betrachtete, sah ich die vielen Kerben und Narben an seiner Oberfläche, aber auch die Stärke, die unter der dunklen Farbe verborgen war.

*Der Hämatit gibt Kraft*

Ein großer Bergkristall hat mir ebenfalls viel geholfen. Er konnte Licht und Frieden in meine Gedanken und Gefühle bringen. Wenn ich ihn vor mich auf den Tisch stellte, brach sich das Licht von draußen in ihm und er leuchtete, dass es eine reine Freude war. Auf dieser Art ist es mir oft gelungen, die Dunkelheit in mir zu vertreiben.

*Der Bergkristall schenkt Licht und Frieden*

## *Wo kann ich mehr darüber lesen?*

RAPHAELL, KATRINA:
Heilen mit Kristallen. Die therapeutische Anwendung von Kristallen und Edelsteinen, Knaur Verlag, München 1988
*Sehr ausführlich und in die Tiefe gehend.*

SCHWARZ, R./SCHWEPPE, R.:
Heilende Edelsteine. Von Achat bis Turmalin, Verlag Gräfe und Unzer, München 1999
*Eine leicht verständliche Einführung zu den gebräuchlichsten Edelsteinen.*

WIND, WABUN/REED, ANDERSON:
Die Macht der Heiligen Steine. Kristallarbeit und Kristallwissen, Goldmann Taschenbuch Verlag, München
*Ein sehr schönes und detailliertes Buch über die zahlreichen Möglichkeiten der Arbeit mit Kristallen.*

# Fünf Tibeter

*Hintergrund und Wirkungsweise der Fünf Tibeter*

### Was ist das/Worum geht's?

Als »Fünf Tibeter« bezeichnet man eine Folge von fünf aufeinander aufbauenden Übungen zur Aktivierung und Harmonisierung der Chakren. (Das sind die sieben Energiezentren im Körper. Sie befinden sich in der Steißbeingegend, im Unterbauch, oberhalb des Bauchnabels, im Brustbereich, im Halsbereich, im so genannten Dritten Auge zwischen den Augenbrauen und an der höchsten Stelle des Kopfes am Scheitelpunkt. Sind sie blockiert, fühlen wir uns nicht richtig wohl oder werden sogar krank.)

Entwickelt wurden diese Übungen vor langer Zeit von Mönchen im tibetischen Hochland. Man schreibt ihnen gesundheitsfördernde, heilende und sogar verjüngende Wirkung zu.

Ich möchte Ihnen diese einfachen, leicht zu erlernenden und kaum Zeit kostenden Übungen ans Herz legen, weil Sie Ihnen helfen können, mit Belastungen und schweren Zeiten besser fertig zu werden. Ich habe sie selbst ausprobiert und kann Ihnen versichern, dass Sie sich körperlich, seelisch und geistig stabil fühlen werden, auch wenn gerade alles um Sie herum zusammenbricht.

### Wann Sie das tun/nutzen sollten

- Am besten regelmäßig jeden Tag
- Wenn Sie sich kraftlos fühlen

- Wenn der Mut Sie verlässt
- Wenn Sie an psychosomatischen Beschwerden leiden

Üben Sie am besten morgens vor dem Frühstück, es geht aber auch zu jeder anderen Tageszeit.

*Das brauchen Sie/müssen Sie tun zur Vorbereitung*
Nehmen Sie sich ein paar Minuten Zeit und suchen Sie sich einen Platz, an dem Sie sich frei und ungehindert bewegen können.

Die erste Übung
- Stehen Sie aufrecht, die Beine leicht gegrätscht, und breiten Sie die Arme aus, sodass Schultern und Arme eine waagerechte Linie bilden.
- Beginnen Sie sich im Uhrzeigersinn (also von links nach rechts) um sich selbst zu drehen.
- Damit Ihnen nicht gleich schwindlig wird, konzentrieren Sie Ihren Blick auf einen Punkt gerade vor Ihnen (die Uhr an der Wand, ein Bild o. Ä.). Bei jeder Drehung blicken Sie wieder auf diesen Punkt.

*Jetzt geht's los*

Unterstützend können Sie nach dem Drehen eine Affirmation sprechen. *Meine Lieblingsaffirmation zu dieser Übung ist:*
Ich atme tief, ruhig und entspannt.
Ich bin Leichtigkeit, Licht, Liebe und Lachen.
Ich bewege mich jederzeit bewusst.

*Affirmationen*

Diese und die vier folgenden Übungen sollten Sie für den Anfang je fünfmal machen. Wenn Sie das Gefühl haben, Sie könnten die Anzahl steigern, tun Sie das bitte mit ungeraden Zahlen (also siebenmal, neunmal

*Jede Übung am Anfang fünfmal machen*

und so weiter). Empfohlen ist, jede Übung höchstens 21 Mal durchzuführen.

Die zweite Übung

*Die zweite Übung*

- Legen Sie sich mit dem Rücken flach auf den Boden, am besten auf einen dicken Teppich oder eine gepolsterte Unterlage.
- Die Arme liegen direkt am Körper an. Legen Sie die Handflächen auf den Boden und halten Sie die Finger eng zusammen.
- Heben sie den Kopf an, ziehen Sie das Kinn an die Brust und heben Sie gleichzeitig die Beine in eine senkrechte Stellung. Wichtig ist, dass Sie nur den Kopf heben, nicht die Schultern, und dass der Rücken vollständig am Boden bleibt.
- Legen Sie Kopf und Beine gleichzeitig ab und kehren Sie in die Ausgangsstellung zurück.

*Der Atemrhythmus:*
Atmen Sie tief ein, wenn Sie Kopf und Beine heben. Atmen Sie vollständig aus, wenn Sie sie wieder senken.

*Für Fortgeschrittene*

Wenn Sie mit dieser Übung keine Probleme haben, können Sie die Beine weiter über den Körper in Richtung Kopf bewegen. Die Knie sollen dabei gestreckt sein.

*Für Ungeübte*

Wenn Sie ungeübt sind und es nicht schaffen, die Beine in eine senkrechte Stellung zu heben, macht das nichts. Heben Sie sie einfach so weit, wie Sie können. Mit der Zeit wird es Ihnen immer leichter fallen, die Übung vollständig durchzuführen.

*Meine Lieblingsaffirmation zu dieser Übung:*
Jeder Atemzug gibt mir neue Energie.

Ich fühle mich mit meinem Körper verbunden.
Ich bin in jedem Augenblick Schöpfer meines Lebens.

Die dritte Übung
- Knien Sie in aufrechter Haltung auf dem Boden, die Zehen sind aufgestellt.
- Legen Sie die Hände seitlich an die Oberschenkelmuskeln (eher etwas auf die Rückseite der Oberschenkel).
- Legen Sie vorsichtig, nur so weit, wie es sich gut anfühlt, Kopf und Nacken nach hinten und lehnen Sie sich so weit wie möglich zurück, indem Sie die Wirbelsäule leicht nach hinten beugen.
- Während Sie sich zurückbeugen, stützen Sie sich mit Armen und Händen an den Oberschenkeln ab.
- Kehren Sie in die Ausgangsstellung zurück.

Sie führen die Übung richtig aus, wenn Sie in Ihren Oberschenkelmuskeln eine leichte Spannung spüren.

*Der Atemrhythmus:*
Atmen Sie tief ein, wenn Sie sich nach hinten beugen.
Atmen Sie vollständig aus, wenn Sie in die aufrechte Stellung zurückkehren.

*Meine Lieblingsaffirmation zu dieser Übung:*
Mein Verstand und mein Herz sind im Gleichgewicht.
Ich öffne mich meiner eigenen Schönheit.
Ich empfinde meinen Körper als harmonisches Ganzes.

Die vierte Übung
- Setzen Sie sich auf den Boden, die Beine gerade nach vorne gestreckt, die Füße ca. 30 cm auseinander.
- Halten Sie Ihren Körper aufrecht, legen Sie die Handflächen neben Ihrem Po auf den Boden.

- Ziehen Sie langsam Ihr Kinn nach vorn an die Brust.
- Lassen Sie dann langsam den Kopf nach hinten sinken und heben Sie gleichzeitig Ihren Körper an, sodass sich die Knie beugen, während die Arme gestreckt bleiben.
- Idealerweise bildet Ihr Rumpf nun mit den Oberschenkeln eine gerade, waagerechte Linie.
- Spannen Sie nun, ohne den Atem anzuhalten, für einen Augenblick jeden Muskel Ihres Körpers an.
- Kehren Sie dann in die Ausgangsstellung zurück, entspannen Sie Ihre Muskeln und ruhen Sie sich einen Moment aus.

*Es macht nichts, wenn Sie die Übung noch nicht perfekt ausführen können*

Auch hier gilt: Es macht nichts, wenn Sie die Übung noch nicht perfekt ausführen können. Seien Sie geduldig und liebevoll mit sich. Bei regelmäßigem Üben wird Ihr Körper von allein immer geschmeidiger und gelenkiger werden.

*Der Atemrhythmus:*
Atmen Sie tief ein, während Sie Ihren Po anheben. Sie brauchen den Atem nicht anzuhalten, während Sie kurz Ihre Muskeln anspannen. Atmen Sie vollständig aus, während Sie sich hinsetzen.

*Meine Lieblingsaffirmation zu dieser Übung:*
Meine Bewegungen folgen meinem Atem.
Jedes Mal, wenn ich das Leben genieße, mache ich der Welt und mir selbst ein Geschenk.
Ich bin immer zur richtigen Zeit am richtigen Ort und tue mit Erfolg genau das Richtige.

*Die fünfte Übung*

Die fünfte Übung
- Der Körper wird durch Hände und Füße abgestützt, die Handflächen liegen dabei auf dem Boden auf,

*Fünf Tibeter*

  die Zehen sind aufgestellt, das Gesicht schaut zum Boden.
- Während der Übung sollten Hände und Füße jeweils 60 cm voneinander entfernt sein, Arme und Beine sind gestreckt.
- Die Arme sind zunächst in der Liegestütz-Position, die Wirbelsäule wird durchgebogen, sodass der Körper nach unten durchhängt.
- Neigen Sie jetzt langsam den Kopf so weit wie möglich nach hinten.
- Biegen Sie dann den Körper in den Hüften ab, heben den Po an, sodass Ihr Körper ein umgedrehtes V bildet.
- Gleichzeitig nehmen Sie langsam das Kinn an die Brust.
- Kehren Sie in die Ausgangsstellung zurück.

*Der Atemrhythmus:*
Atmen Sie tief ein, während Sie den Körper anheben. Atmen Sie vollständig aus, wenn Sie ihn senken. Zwischen den Wiederholungen entspannen Sie sich bitte und atmen Sie im gleichen Rhythmus weiter. Je tiefer Sie atmen, desto besser.

*Je tiefer Sie atmen, desto besser*

*Meine Lieblingsaffirmation zu dieser Übung:*
Ich lasse mich atmen.
Ich spüre und genieße meine Vitalität.
Im Atmen verbinde ich Körper, Geist und Seele.

### Zusammenfassung
Nehmen Sie sich einmal am Tag ein paar Minuten Zeit, sich mit diesen einfachen Übungen körperlich, seelisch und geistig zu stabilisieren.

*Täglich ausgeführt, können diese Übungen Sie körperlich, seelisch und geistig stabilisieren*

### Meine eigenen Erfahrungen

Nach ein paar Nächten ohne Schlaf ging es mir regelmäßig so schlecht, dass ich gar nicht mehr wusste, wohin mit mir.

*Die Fünf Tibeter helfen bei körperlicher Erschöpfung*

Gerade bei großer körperlicher Erschöpfung haben die Fünf Tibeter mir sehr geholfen. Ich konnte nach den Übungen meinen Körper wieder spüren. Vorher hatte ich das Gefühl, in Nebel eingehüllt zu sein. Auch seelische Tiefs ließen sich positiv beeinflussen. Ich musste mich oft aufraffen, überhaupt die Übungen durchzuführen, aber schon nach der ersten fühlte ich mich besser. Gezielte Bewegung, so kam es mir vor, hat eine ganz eigene Heilkraft. Besonders das Drehen um die eigene Achse hat mir viel Spaß gemacht. Es erinnerte mich an Fahrten im Kettenkarussell. Die Welt um einen herum verschwindet, nichts ist mehr wichtig, nur man selbst in diesem herrlichen Wirbel, von dem man sich wünscht, er würde nie aufhören.

### Wo kann ich mehr darüber lesen?

KELDER, PETER:
Die Fünf Tibeter, Scherz Verlag, München 1999
*Das Standardwerk zu den Fünf Tibetern. Mit der Hintergrundgeschichte, mit Abbildungen und detaillierten Beschreibungen der einzelnen Übungen und vielen Affirmationen.*

# *Gebet*

*Was ist das/Worum geht's?*
Das Gebet ist seit alters her eine Möglichkeit der Kommunikation mit Gott. Im Wörterbuch finden sich darüber hinaus folgende Definitionen:
- Die Anrufung Gottes als des Schöpfers und Herrn durch den Menschen
- Antwort des Menschen auf den Ruf Gottes oder die Anrufung Gottes durch den Menschen
- Das Gebet bedient sich entweder alter Formen oder entsteht spontan aus dem Gefühl
- Je nachdem was der Mensch Gott gegenüber zum Ausdruck bringen will, spricht man von Buß-, Bitt-, Lob- oder Dank-Gebeten

*Was ist eigentlich ein Gebet?*

Für uns moderne Menschen ist Beten längst keine Selbstverständlichkeit mehr. Und viele glauben, dass Gott eine Erfindung der Kirche ist, etwas, womit die Menschen manipuliert werden können. Viele Freunde und Bekannte, mit denen ich gesprochen habe, sind aufgewachsen mit dem Bild eines mächtigen Gottes, der alles sieht, über alles richtet und jedes noch so geringe Vergehen bestraft. Und zu so einem Gott soll man beten?

Versuchen wir es doch einmal mit der Annahme, dass Gott ein Gott der Liebe ist. Ich weiß, liebe Leserin, wenn Sie ein chronisch krankes Kind haben und mit

*Gott ist ein Gott der Liebe*

Ihrem Schicksal hadern, wird Ihnen das sehr schwer fallen. Lassen Sie dennoch nur für einen Augenblick – quasi als Experiment – das Bild eines liebenden Gottes zu. Niemand verdammt Sie, niemand spricht Sie für irgendetwas schuldig, niemand bürdet Ihnen aus reiner Willkür ein schweres Schicksal auf. Wie geht es Ihnen damit?

Dazu ein Zitat aus »Gespräche mit Gott, Band 1«, einem sehr empfehlenswerten Buch von Neale Donald Walsch:

*Gott liebt Sie so, wie Sie sind*

»Kein anderer wird jemals über dich richten, denn warum sollte und wie könnte Gott über Gottes eigene Schöpfung urteilen und sie schlecht nennen? Wenn ich wollte, dass du vollkommen bist und alles perfekt machst, dann hätte ich dich von Anfang an im Zustand absoluter Vollkommenheit belassen. Bei diesem ganzen Prozess geht es doch nur darum, dass du dich selbst entdeckst, *dein Selbst* erschaffst, so wie du wirklich bist und wie du wirklich sein möchtest. Aber das könntest du nicht, wenn du nicht auch die Wahl hättest, *etwas anderes* zu sein.«
(Die Kursivsetzungen habe ich aus dem Originaltext übernommen.)
Als ich dieses Buch zum ersten Mal las, war ich immer wieder sprachlos über die revolutionären, ja fast ketzerischen Aussagen. Aber ich habe auch gespürt, wie viel Wahrheit in dem Satz steckt »Wie könnte Gott seine eigene Schöpfung schlecht nennen?«

*Wir selbst halten uns oft für schlecht*

Wir selbst sind es, die alte Prägungen und Muster von unseren Eltern und Vorfahren übernehmen und uns dadurch so negativ sehen, dass es uns sehr schwer fällt, uns selbst, geschweige denn unseren Nächsten zu lieben.

*Gebet*

Schön, werden Sie jetzt sagen, aber wenn Gott mich liebt, warum straft er mich dann so grausam mit einem chronisch kranken Kind? An dieser Frage habe ich mich auch lange gerieben. Und eine mögliche Antwort darauf habe ich erst in einem Weltbild gefunden, das den Reinkarnations-Gedanken beinhaltet, das heißt, den Glauben an wiederholte Erdenleben. Nach diesem Weltbild sind wir alle hier, um Erfahrungen zu machen. Gute und schlechte. Schöne und weniger schöne. Dabei strebt die Entwicklung immer nach Ausgleich. Das bedeutet, wenn ich in einer Inkarnation (in einem »Leben«) viel »Schlechtes« getan habe, werde ich bemüht sein, das mit »guten« Taten wieder auszugleichen. Ein konkretes Beispiel: Habe ich das Leben eines Diebes und Mörders geführt und Menschen geschadet, wähle ich vermutlich für das nächste Mal Umstände, in denen ich Menschen helfen und ihnen Gutes tun kann. Der Sinn ist, im Laufe vieler Inkarnationen möglichst viele unterschiedliche, sich gegenseitig ergänzende Erfahrungen zu machen.

*Warum ist mein Kind chronisch krank?*

Wer weiß, was Ihr Kind und Ihre Familie alles lernen können an dieser Krankheit? Gegenseitiges Verständnis, Akzeptanz und Rücksichtnahme, liebevolles Umsorgen und Auseinandersetzung mit dem Sinn von Krankheit und Leid sind nur einige Möglichkeiten.

*Was können Sie und Ihre Familie an der Neurodermitis lernen?*

Jaja, das mag ja alles sein, habe ich selbst früher oft gesagt, aber warum bitteschön lässt Gott zu, dass wir so leidvoll und unter Schmerzen lernen? Warum geht das nicht anders? Dazu erklärt Walsch, dass unsere Vorstellung von Schicksal als Strafe falsch ist. Gott straft niemanden für etwas, was er getan hat, schon gar nicht

*Wir können unsere Lebensumstände nach unserem eigenen Willen gestalten*

mit schwerer Krankheit. Der Schöpfer entscheidet auch nicht über das, was uns im Leben widerfährt. Er hat lediglich das Leben selbst und den Lebensprozess erschaffen, alle anderen Entscheidungen treffen wir Menschen selbst. Das ist das Prinzip des freien Willens. Wir haben die Wahl, mit unserem Leben so zu verfahren, wie wir wollen, und uns die Lebensumstände zu schaffen, die wir brauchen.

Vielleicht ist das für Sie eine ganz neue Vorstellung von Gott, liebe Leserin? Was meinen Sie – ist das ein Gott, zu dem Sie beten könnten? Ein Gott, den Sie für sich annehmen könnten? Wenn ja, wie betet man zu so einem Gott?

*Bitten Sie nicht, danken Sie Gott*

In »Gespräche mit Gott« heißt es dazu, dass wir statt Bittgesuche Dankgebete an Gott richten sollen – quasi im Voraus dafür danken, dass unsere Gebete erhört werden. Wichtig dabei ist, den eigenen verborgenen Mustern auf die Spur zu kommen. Glauben Sie, dass Sie Glück und Zufriedenheit verdienen? Dass es richtig ist, das Leben zu genießen, auch wenn es gerade sehr schwer für Sie ist? Glauben Sie, dass Sie ein göttliches Anrecht auf ein schönes, erfülltes Leben haben?

Es wird alles so kommen, wie sie es sich erträumen. Versuchen Sie, schon im Voraus dafür dankbar zu sein. Und vertrauen Sie darauf, dass am Ende alles gut wird. Das ist schwer, ich weiß. Aber letztlich sind es immer das Vertrauen und die Liebe, die uns heil und sicher durch schwere Zeiten hindurchtragen.

Vom heiligen Franziskus von Assisi, der immer wieder in seinem Leben mit schweren Prüfungen konfrontiert war, ist folgendes Gebet überliefert:

### Gebet

»Herr, mach mich zu einem Instrument deines Friedens.
Wo Hass ist, lass mich Liebe säen.
Wo Unrecht ist, Vergebung.
Wo Zweifel ist, Glaube.
Wo Verzweiflung ist, Hoffnung.
Wo Dunkelheit ist, Licht.
Wo Trauer ist, Freude.
O Herr, gib, dass ich nicht so sehr verlange, getröstet
zu werden, als zu trösten;
verstanden zu werden, als zu verstehen;
geliebt zu werden, als zu lieben;
denn im Geben empfangen wir,
im Verzeihen wird uns verziehen,
und im Sterben werden wir zum ewigen Leben geboren.«

Ich wünsche Ihnen von Herzen, liebe Leserin, dass es Ihnen gelingt, zu lieben, zu trösten und zu vergeben in dem Bewusstsein, dass Gott das für Sie schon längst getan hat. Möge Ihre Welt jeden Tag ein bisschen heller werden!

> *Versuchen Sie weiterhin zu lieben und zu vergeben – auch sich selbst*

### *Wann Sie das tun/nutzen sollten*
- Wenn Sie sich klein und ohnmächtig fühlen
- Wenn Sie das Gefühl haben, das Leben ist zu schwer für Sie
- Wenn Sie Ihren Mut und Ihr Vertrauen verlieren
- Wenn Sie mit dem Schicksal hadern
- Wenn Sie in die »Warum gerade ich?«-Falle geraten sind und nicht wieder herausfinden

### *Zusammenfassung*
Das Gebet, so heißt es, ist eine Oase des Friedens in den Sandstürmen des Lebens. Suchen Sie sie auf, *bevor*

## Meine eigenen Erfahrungen

Sie völlig verzweifeln. Und vertrauen Sie darauf, dass Gott ein Gott der Liebe ist.

Ich bin konfessionslos, habe aber im Laufe meines Lebens zu einem ganz persönlichen Glauben gefunden, der nicht an Dogmen gebunden ist. Ich bin der festen Überzeugung, dass Gott oder eine höhere Macht die Menschen nur aus dem Grund auf die Erde geschickt hat, damit sie dort glücklich werden. Und damit sie die Möglichkeit haben, die Erde ein wenig besser zurückzulassen, als sie sie vorgefunden haben. Die Essenz dieses Glaubens ist die Liebe, so wie Christus sie ursprünglich gelehrt hat, bevor seine Aussagen falsch interpretiert und zu manipulativen Zwecken eingesetzt wurden. Sie lautet: Gott liebt dich genau so, wie du gerade bist. Deine Aufgabe ist es, dich selbst zu lieben – auch damit du deinen Nächsten lieben kannst.

In unserem Elend mit einem neurodermitiskranken Kind hat mir das immer wieder Kraft gegeben. Und im Rückblick bin ich sicher, dass die Kraft unserer Liebe viel dazu beigetragen hat, dass unser Kind gesund geworden ist.

*Gott liebt Sie so, wie Sie sind. Tun Sie es auch*

## Wo kann ich mehr darüber lesen?

ASSISI, FRANZ VON:
Die Demut Gottes. Meditationen, Lieder und Gebete des heiligen Franz von Assisi, Verlag Benziger, 1999
*Wunderschöne Einblicke in die Gedankenwelt eines außergewöhnlichen Mannes.*

WALSCH, NEALE DONALD:
- Gespräche mit Gott, Band 1, Goldmann Verlag, München 1996
  *Ein Gespräch mit Gott persönlich – Sie können ihm alle erdenklichen Fragen stellen und er antwortet ihnen …*
- Freundschaft mit Gott, Goldmann Verlag, München 2000
  *Hier wird sehr anschaulich beschrieben, wie wir in unserem Alltag mit all seinen Herausforderungen und Problemen der Liebe wieder mehr Raum einräumen können.*

# *Heilungsrituale*

*Hintergrund und Bedeutung des Rituals*

**Was ist das/Worum geht's?**

Das Wort Ritual kommt von dem indischen Wort »Rta«, was übersetzt »Wahrheit« oder »Recht« bedeutet. Es beschreibt einen kultischen Brauch, der nach bestimmten Regeln ausgeführt wird. Heilungsrituale gab es zu allen Zeiten bei allen Völkern. Sie wurden von speziell dafür ausgebildeten Menschen durchgeführt (Medizinmännern, Schamanen, Heilern usw.) und dienten der körperlichen, seelischen und geistigen Heilung von Menschen.

*Wirkung von Ritualen*

Rituale helfen, unsere verzerrte Wahrnehmung von Realität zu korrigieren, Energieblockaden zu lösen und die Energieströme wieder frei fließen zu lassen. Unsere Gefühle sind eine sehr machtvolle Form von Energie. Wenn Sie zum Beispiel in einem Trauerritual Ihre tief verdrängte Trauer über einen Verlust wieder spüren können, bringen Sie Energie in Bewegung und können Ihre Einstellung zu dem Verlust, den Sie erlebt haben, verändern. Das bedeutet *nicht,* dass Ihre Trauer verleugnet wird oder nicht gewünscht ist, sondern dass Sie quasi aus einer anderen Perspektive diese Trauer anschauen.

Laut Elaine Childs-Gowell, einer amerikanischen Psychotherapeutin, wählen die meisten Menschen eine der folgenden Möglichkeiten, mit einem Verlust umzugehen:

*Heilungsrituale*

- Sie ignorieren ihn und machen so weiter, als sei nichts geschehen. Früher oder später leiden Sie dann unter heftigen psychosomatischen Symptomen, die oft selbst Fachleuten ein Rätsel sind.
- Sie bleiben sozusagen in dem Schmerz stecken und beschäftigen sich zwanghaft mit ihm, ohne zu einer Lösung zu kommen.

Sich dem Schmerz zu stellen, ihn wahrzunehmen und dann aufzulösen und zu einem tieferen Verständnis der Situation zu kommen wäre dagegen eine »gesunde« Möglichkeit, mit einem Verlust umzugehen.

*So kann man mit Schmerz umgehen*

Schmerzliche Erfahrungen gehören zum Leben. Wenn wir angemessen damit umgehen können, spüren wir, wie sie unser Leben zum Positiven verändern und bereichern, auch wenn wir zunächst glauben, diesem Schmerz nicht gewachsen zu sein. Wie oft hören Sie von Menschen, denen schwere Krankheit die Tür zu einem bewussteren Leben geöffnet hat oder die in der Auseinandersetzung mit einer schweren Lebenssituation über sich selbst hinausgewachsen sind? Leider gehen diese Prozesse nicht ohne Schmerzen vor sich. Aber gehört das nicht auch zum Leben dazu, dass man nicht nur Glück erfährt, sondern auch Leid? Und gäbe es das eine überhaupt ohne das andere?

*Die Bedeutung schmerzlicher Erfahrungen*

Ich will hier nicht das Lernen durch Leiden preisen, wie es manche religiöse Bewegungen tun, und ich glaube auch nicht, dass die Welt ein Jammertal ist und der Tod eine Erlösung von einem Leben voller Qual. Was ich allerdings fest glaube, ist, dass wir alle unterwegs sind zum Licht, zu einem Leben, in dem es immer mehr Glück statt Leid gibt, immer mehr Verständnis statt Streit, immer mehr Frieden statt Krieg.

Dieser Weg ist nicht immer einfach, denn so sehr wir uns alle nach Liebe und Frieden sehnen, so sehr fürchten wir uns doch unbewusst davor. Und wie viele von uns glauben, dass wir es gar nicht verdienen, glücklich zu sein? Dass wir im Grunde unseres Herzens schlecht sind und irgendwann dafür bestraft werden?

Diese hartnäckigen Überzeugungen von unserer eigenen Schlechtigkeit führen zur Verdrängung unangenehmer Gefühle und machen es uns modernen Menschen sehr schwer, mit Trauer und Schmerz angemessen umzugehen. Eine Trauerzeit wird uns zwar zugestanden, aber danach erwartet man von uns, dass wir weiterleben wie vorher, weiter reibungslos funktionieren. In den meisten Fällen klappt das auch, aber um welchen Preis? Alle Gefühle, die Sie verdrängen, weil sie Ihnen zu schmerzhaft sind, werden in Ihrem Unterbewusstsein gespeichert und können auf Dauer enormen Schaden anrichten. Es ist inzwischen weithin bekannt, dass unterdrückter Kummer sich auf Blase und Nieren auswirken kann, chronischer Ärger den Magen krank macht und lang andauernder Selbsthass Krebs auslösen kann. Die Liste der psychischen Folgen ist ebenfalls lang: sie reicht von Albträumen über Phobien bis zur Depression. Lassen Sie es gar nicht erst so weit kommen. Lernen Sie, Ihre Gefühle wieder wahrzunehmen. Spüren Sie alten, vergessen geglaubten Kummer wieder auf.

*Verdrängte Gefühle machen krank*

*Fühlen ist Heilen*

Holen Sie ihn ans Tageslicht, damit das Licht der Sonne ihn auflösen kann. Machen Sie sich den Satz »To feel is to heal« (Fühlen ist Heilen) zum Motto.

### Wann Sie das tun/nutzen sollten

- Wenn Sie sich schrecklich traurig/wütend/ohnmächtig fühlen, weil Ihr Kind an Neurodermitis leidet

### Heilungsrituale

- Wenn Ihnen ständig zum Weinen zumute ist
- Wenn Sie das Gefühl haben, an nicht geäußerten Gefühlen zu ersticken
- Wenn Sie mit einem Verlust fertig werden müssen

***Das brauchen Sie/müssen Sie tun zur Vorbereitung***
- Schreiben Sie im Detail auf, welchen Verlust Sie erlitten haben, welcher Kummer an Ihnen nagt oder was auch immer Sie dazu veranlasst, ein Heilungsritual durchzuführen.
- Machen Sie sich klar, dass es wichtig ist, sich so lange mit Ihren Empfindungen auseinander zu setzen, die aus dem Verlust entstanden sind, bis sie Ihren Frieden damit schließen können.
- Schreiben Sie dann auf, an welchen körperlichen Problemen Sie leiden.
- Seien Sie geduldig und liebevoll mit sich selbst.

Nehmen Sie sich nun etwas Zeit und ziehen Sie sich an einen schönen, ruhigen Ort zurück. Lesen Sie aufmerksam den Text zu dem Ritual, das Sie durchführen wollen. Wenn Sie alles verstanden haben, beginnen Sie mit der Durchführung. Bleiben Sie bei sich – bei all Ihren Gedanken und Gefühlen.

Die folgenden Rituale waren für mich sehr hilfreich in den besonders schweren Zeiten mit unserem Neurodermitis-Kind:

> ***Rituale, die Ihnen helfen können, sich von Schmerz zu befreien***

- Der Mondsee
  Hilft, sich von alten Schmerzen zu befreien.
  Wählen Sie einen Ort, an dem Sie ungestört sind. Entspannen Sie sich und achten Sie auf Ihren Atem,

der langsam und gleichmäßig durch Sie hindurchströmt. Stellen Sie sich vor, Sie gehen durch einen kleinen Wald. Der Vollmond scheint durch das Blattwerk, die leisen Geräusche der Nacht begleiten Sie, Sie fühlen sich sicher und geborgen. Allmählich lichtet sich der Wald und Sie sehen vor sich eine Lichtung. Langsam nähern Sie sich einem großen einzelnen Baum, der mitten auf der Wiese steht und dessen kräftige Äste bis in das Wasser eines kleinen Sees hinabreichen. Sie setzen sich unter den Baum, lehnen sich mit dem Rücken an seinen Stamm und betrachten den Teich, in dem sich das sanfte Licht des Mondes spiegelt. Sie können bis auf den Grund sehen. Plötzlich wird Ihnen bewusst, wie viel Kummer und Schmerz auf dem Grund Ihrer Seele liegen. Sie verspüren tiefe Traurigkeit über alles, was Sie erlitten haben. Die Last auf Ihren Schultern erscheint unerträglich. Sie stehen auf, ziehen Schuhe und Strümpfe aus und gehen ein paar Schritte in das klare Wasser hinein, das angenehm kühl Ihre Füße umspült. Der See scheint auf Sie gewartet zu haben. Sanft schlagen seine Wellen an das Ufer, als wollten sie Sie auffordern weiterzugehen. Sie machen noch einen Schritt. Und noch einen. Nun stehen Sie bis zu den Knien im Wasser. Je weiter Sie in den See hineingehen, desto leichter wird Ihnen zumute. Das Wasser trägt mit jeder kleinen Welle einen Teil Ihres Schmerzes mit sich fort und schenkt Ihnen ein neues Gefühl von Frieden. Sie schöpfen mit den Händen Wasser und lassen es über Ihren Kopf laufen, über Ihre Schultern, über Ihren Rücken. Das Wasser hat heilende Kräfte. Die Last auf Ihren Schultern wird immer kleiner. Wenn Sie mögen, tauchen Sie ganz in das Wasser ein. Der Mond wird Sie beschützen

*Entledigen Sie sich Ihrer Lasten*

### Heilungsrituale

und der See ist bereit, all Ihren Schmerz aufzunehmen und ihn in Frieden zu verwandeln. Lassen Sie das Wasser all Ihre Schmerzen und Sorgen fortspülen. Spüren Sie, wie der Schmerz aus Ihrem Körper herausgewaschen wird und das Wasser Sie von all Ihrem Kummer reinigt. Wenn Sie wieder aus dem Wasser kommen, lassen Sie sich und Ihre Kleider vom warmen Licht des Mondes trocknen. Es füllt jede Zelle Ihres Körpers mit neuer Kraft und neuem Mut, bis Sie sich rundherum erneuert fühlen. Ziehen Sie sich wieder an, verabschieden Sie sich von dem Baum, dem See und der Lichtung und gehen Sie durch den Wald zurück.

*Rituale geben Ihnen neue Kraft und frischen Mut*

- Der Mantel der Schmerzen
Hilft, sich von schwerer Last zu befreien.
Sie brauchen dazu einen langen dunklen Mantel oder ein großes dunkles Tuch, beides möglichst aus schwerem Material. Beginnen Sie damit, bewusst zu atmen und sich zu entspannen. Ziehen Sie dann den Mantel an. Lassen Sie die dunkle Farbe auf sich wirken. Schließen Sie dann die Augen und fühlen Sie, wie schwer und unbequem dieses Kleidungsstück ist. Dies ist Ihr »Mantel der Schmerzen«. Er lastet auf Ihren Schultern, drückt Sie nieder, hindert Sie daran, sich frei zu bewegen. Nehmen Sie wahr, wie tief Ihre Verzweiflung darüber ist. Lassen Sie den Mantel an, so lange Sie können. Spüren Sie Ihren Gefühlen nach, dem Schmerz, dem Zorn, der Ohnmacht und der Trauer. Wenn Sie bereit sind, legen Sie den Mantel ab und bitten Sie darum, dass diese Last von Ihnen genommen wird. Bleiben Sie noch einen Moment still sitzen und lauschen Sie nach innen. Vielleicht möchte Ihre innere Stimme Ihnen noch

etwas mitteilen. Verstauen Sie dann den Mantel auf dem Dachboden oder an einem Ort, den Sie im Alltag nur selten aufsuchen müssen. Ziehen Sie nun etwas Farbenfrohes, Helles und Fröhliches an. Gehen Sie nach draußen, tanzen Sie durch die Wohnung, toben Sie mit den Kindern – *bewegen* Sie sich! Und spüren Sie die Leichtigkeit und die Lebensfreude, die in Ihnen sind und nur darauf warten, dass Sie die alte Trauer ablegen.
Wiederholen Sie diese Übung, wann immer Sie sich sehr niedergeschlagen fühlen.

### Zusammenfassung

Sie müssen nicht darauf warten, dass die Zeit alle Wunden heilt, liebe Leserin. Sie können selbst etwas dafür tun, dass es Ihnen besser geht. Wenn Sie mögen, jetzt sofort.

### Meine eigenen Erfahrungen

*Die Verzweiflung fühlen und dann loslassen*

In den schlimmsten Zeiten mit Marc Leon hat mir das Ritual mit dem »Mantel der Schmerzen« mehr als einmal geholfen, meine Verzweiflung deutlich zu fühlen und sie dann nach und nach loszulassen. Ich war sehr froh darüber, meinen Gefühlen nicht hilflos ausgeliefert zu sein, sondern etwas ganz Konkretes tun zu können. Später, als es unserem Sohn besser ging, kamen die Gedanken an all die Verluste, die wir durch die Krankheit erlitten haben. Der schlimmste von allen: Ich fühlte mich zusammen mit Marc Leon um die ersten Jahre seiner Kindheit betrogen. Die erste schöne, aufregende, auch anstrengende Zeit mit einem Baby, die ich mit unseren beiden Großen so genossen habe, hatten wir nicht zusammen und würden sie auch nicht mehr nachholen können. Der Schmerz darüber saß sehr tief. Das Mondsee-Ritual hat viel dazu beigetragen, dass ich meinen Kummer loslassen konnte.

### *Wo kann ich mehr darüber lesen?*

CHILDS-GOWELL, ELAINE:
Heilungsrituale. Aktive Hilfen zum Akzeptieren und Überwinden von Schmerz und Verlust, edition Tramontane, 1994
*Ein sehr hilfreiches und lesenswertes Nachschlagebuch.*

LOUDEN, JENNIFER:
– Tu dir gut. Das Wohlfühlbuch für Frauen, Verlag Hermann Bauer, Freiburg 2000
  *Außer hilfreichen Übungen zum Umgang mit Kummer und Schmerz enthält dieses Buch noch viele andere Tipps, wie Sie für sich selbst gut sorgen können.*

# Inneres Kind

*In Ihnen lebt das Kind, das Sie waren*

### Was ist das/Worum geht's?
Tief in Ihrem Innern lebt das Kind, das Sie einst waren. Es bewahrt alle Erinnerungen aus Ihrer Kindheit auf, die guten und die schlechten. Indem Sie mit diesem Kind Kontakt aufnehmen und ihm helfen, die alten Schmerzen zu heilen, verbinden Sie sich wieder mit dem Quell der Lebensfreude, der in Ihnen sprudelt.

### Wann Sie das tun/nutzen sollten
- Wenn Sie merken, Sie haben keinen Kontakt zu Ihren Gefühlen
- Wenn Sie deprimiert sind und nicht wissen, warum
- In Zeiten großer Belastung
- In persönlichen Krisen

*Nehmen Sie den Kontakt zu Ihrem inneren Kind auf*

### Das brauchen Sie/müssen Sie tun zur Vorbereitung
Ziehen Sie sich zurück an einen ungestörten Ort und nehmen Sie sich eine halbe Stunde Pause vom Alltag. Entspannen Sie sich und bitten Sie Ihr inneres Kind, sich Ihnen zu zeigen. Versichern Sie ihm, dass Sie bereit sind, es anzuschauen und ihm zuzuhören – ohne zu kritisieren. Sagen Sie ihm auch, dass es bei Ihnen sicher ist. Es ist gut möglich, dass es Angst hat vor Zurückweisung und vor neuem Schmerz. Seien

## Inneres Kind

Sie geduldig und liebevoll mit ihm. Hören Sie ihm gut zu. Nehmen Sie seine Gefühle ernst. Das ist es, was das Kind am nötigsten braucht. Versprechen Sie ihm, sich um seine Sorgen und Ängste zu kümmern. Sie sind jetzt erwachsen und haben viel bessere Möglichkeiten als früher, sich auszudrücken und sich zu behaupten. Kümmern Sie sich um Ihr inneres Kind so liebevoll, wie Sie sich um Ihre kleinen Kinder kümmern oder wünschten, dass Sie es täten. Und denken Sie immer daran: Wenn Sie mit ihm in Kontakt sind, finden Sie den Kontakt zu sich selbst wieder, zu der Kraft Ihres Herzens.

*Nehmen Sie Ihr inneres Kind ernst*

Hier ein Beispiel für ein Gespräch mit Ihrem inneren Kind:

Ich möchte gern wieder mit dir in Kontakt kommen. Es tut mir Leid, dass ich dich so lange vernachlässigt habe.

*So können Sie mit Ihrem inneren Kind sprechen*

*Jaja, das sagst du jetzt so. Wetten, dass du deine guten Vorsätze morgen schon wieder vergessen hast?*

Es tut mir Leid, dass du so denkst. Du bist ganz schön enttäuscht von mir, nicht?

*Das kannst du wohl sagen.*

Weißt du, es ist für mich nicht einfach, mit dir Kontakt aufzunehmen. Ich bin oft wirklich sauer auf dich.

*Nur weil ich Bedürfnisse und Wünsche habe?*

Ja, die stehen oft im Widerspruch zu meinem Leben. Außerdem kann ich es nur ganz schwer aushalten, wenn du von deinen Schmerzen berichtest.

*Ja, das kann ich mir vorstellen. Trotzdem musst du mir zuhören, ich habe doch sonst niemanden.*

Ja, in Ordnung, ich werde mich jetzt mehr um dich bemühen.

Besondere Situationen im Dialog mit Ihrem inneren Kind:

*Wenn das Gespräch mit Ihrem inneren Kind schwierig ist*

- Es möchte überhaupt nicht mit Ihnen reden
  Seien Sie verständnisvoll und geduldig. Lassen Sie es spüren, dass es Ihnen ernst ist mit der Kontaktaufnahme. Mit der Zeit wird es Ihnen mehr vertrauen und sich öffnen.
- Es fühlt sich ungeliebt und wertlos
  Auch hier brauchen Sie viel Verständnis und Geduld. Die Überzeugung, wertlos zu sein, sitzt sehr tief. Betonen Sie immer wieder die Stärken und Talente Ihres inneren Kindes. Hegen und pflegen Sie das kleine Pflänzchen des aufkommenden Selbstbewusstseins, bis es zu einer großen, kräftigen Pflanze geworden ist.
- Es ist sehr zornig auf Sie
  Stellen Sie sich diesem Zorn – so schwer Ihnen das fallen wird. Hören Sie sich alles an und bitten Sie dann Ihr inneres Kind um Verzeihung. Beschönigen Sie nichts und rechtfertigen Sie sich nicht. Sehen Sie, welchen Schmerz Sie ihm zugefügt haben, und bitten Sie schlicht und ehrlich um Verzeihung.
- Es hat schreckliche Angst
  Hier müssen Sie all Ihre Kraft darauf verwenden, einen sicheren Ort zu schaffen – in Gedanken oder tatsächlich in einer ruhigen Ecke Ihrer Wohnung. Fragen Sie Ihr inneres Kind, was es alles braucht, um sich sicher zu fühlen, und erfüllen Sie alle diese Wünsche – auch wenn Sie Ihnen banal oder lächerlich erscheinen.

*Inneres Kind*

## *Zusammenfassung*

Ihr inneres Kind braucht dringend Ihre Bemutterung. Geben Sie ihm, was Sie frei und freudig geben können. Sprechen Sie regelmäßig mit ihm. Betrachten Sie es als Ihre Aufgabe, dieses Kind glücklich und zufrieden zu machen.

> *Bemuttern Sie Ihr inneres Kind*

## *Meine eigenen Erfahrungen*

Über all die Sorge um unser krankes Kind habe ich mich selbst oft völlig vergessen. Als ich zum ersten Mal das Gespräch mit meinem inneren Kind suchte, war es so zornig über die Vernachlässigung, dass es gar nicht mit mir sprechen wollte. Daraufhin geriet ich in Zorn und dachte, es soll sich doch nicht so anstellen. Es dauerte seine Zeit, bis mir klar wurde, dass es nicht richtig ist, sich als Mutter selbst immer hintenanzustellen, auch nicht zugunsten eines kranken Kindes. Ich war der festen Überzeugung, es sei egoistisch, an mich selbst zu denken, wenn jemand mich so dringend braucht, wie Marc Leon es damals tat. Seitdem haben mein inneres Kind und ich viele, viele Gespräche geführt. Freundliche und bissige, vorwurfsvolle und verständnisvolle, einfache und sehr schwierige. Eines Tages gelang es mir dann zu sagen, ich kann jetzt wirklich nicht mehr. Ich brauche eine Pause. Kann sich bitte jemand um Marc Leon kümmern? Ich zog mich zurück, um mich meinem inneren Kind zuzuwenden. Danach gelang es mir wieder viel besser, auf Marc Leon einzugehen.

> *Lernen Sie gesunden Egoismus*

## *Wo kann ich mehr darüber lesen?*

CHOPICH, ERIKA J./PAUL, MARGARET:
- Aussöhnung mit dem inneren Kind, Verlag Hermann Bauer, Freiburg 1990

- Das Arbeitsbuch zur Aussöhnung mit dem inneren Kind, Verlag Hermann Bauer, Freiburg 1992
  *Diese beiden Bücher, sehr liebevoll und sehr ausführlich geschrieben, sind die Klassiker zu diesem Thema.*

# *Joggen*

*Was ist das/Worum geht's?*
Zum Joggen brauche ich Ihnen sicher nicht viel erklären, liebe Leserin. Interessant ist aber noch, dass Joggen bei depressiven Patienten verblüffende Erfolge hat. Praktische Tipps zum Laufen finden Sie unter »Das brauchen Sie/… Vorbereitung«.

*Wann Sie das tun/nutzen sollten*
- Wenn Sie Dampf ablassen müssen
- Wenn Sie nicht mehr wissen, wohin mit sich
- Wenn Ihnen alles über den Kopf wächst
- Wenn Sie lange nichts mehr für Ihr körperliches Wohlbefinden getan haben
- Wenn Sie nur beim Rausbringen des Mülleimers an die frische Luft kommen

*Wann Joggen hilft*

*Das brauchen Sie/müssen Sie tun zur Vorbereitung*
- Legen Sie eine Zeit fest, zu der Sie regelmäßig laufen können.
- Wenn Sie regelmäßig joggen wollen, kaufen Sie sich dafür ein Paar wirklich gute Schuhe. In Sportfachgeschäften können Sie sich ausführlich beraten lassen.
- Als Kleidung für die warme Jahreszeit brauchen Sie eine Gymnastikhose oder Shorts, ein T-Shirt und

eventuell einen Pulli zum Drüberziehen, für die kältere Jahreszeit empfiehlt sich ein warmer Jogginganzug, außerdem eventuell ein Stirnband und bei sehr kalten Temperaturen Handschuhe. Bitte achten Sie darauf, dass Ihre Kleidung und Unterwäsche möglichst aus Baumwolle (im Sommer), Wolle (im Winter) oder Seide (wenn Sie hautempfindlich sind) besteht. In Kleidung aus Synthetik entsteht beim Schwitzen schnell ein ungesundes Klima.

*Was Anfänger beachten sollten*

Noch ein paar Tipps für Anfänger:
- Achten Sie bitte unbedingt von Anfang an auf die richtige Lauftechnik: Der Fuß wird weich mit der ganzen Sohle aufgesetzt und rollt nach vorn ab. Wenn Sie das beherzigen, vermeiden Sie Schmerzen und Schäden an Füßen und Gelenken.
- Versuchen Sie mindestens drei Mal wöchentlich zu trainieren, wenn möglich täglich.
- Für den Anfang reicht eine Minute Dauerlauf in mäßigem Tempo. Mäßig bedeutet, dass Sie nicht aus der Puste kommen und sich beim Laufen noch unterhalten können. Von Woche zu Woche können Sie die Zeit um je eine Minute steigern. Das ist die sicherste Methode, Überanstrengung zu vermeiden.
- Vor jedem Lauf, auch wenn er nur eine Minute dauert, wärmen Sie sich bitte auf. Fünf Minuten Gymnastik oder Gehen reichen schon.

Übrigens: Wer sich mit dem Joggen gar nicht anzufreunden vermag, der kann auch nur einige Minuten (45 wären allerdings ideal) in zügigem Tempo gehen – auch das tut dem Körper und dem inneren Gleichgewicht gut.

## *Zusammenfassung*
Wenn nichts mehr geht, ziehen Sie Ihre Turnschuhe an und laufen Sie der Krise davon.

## *Meine eigenen Erfahrungen*
Raus, nur noch raus hier, habe ich oft gedacht, wenn mal wieder alles über mir zusammenbrach. Hatte ich die Tür noch mit sehr schlechtem Gewissen hinter mir zugemacht, wurde die Last auf meinen Schultern beim Laufen immer leichter. Meistens reichte ein Lauf in gemäßigtem Tempo, aber manchmal musste ich rennen, so schnell ich konnte, zwischendurch hüpfen oder springen und mich richtig verausgaben. Zu Anfang registrierte ich meine Umgebung gar nicht, weder den Sonnenuntergang noch die schöne Abendluft und auch die Spaziergänger nicht, die mir entgegenkamen. Das alles konnte ich erst wieder wahrnehmen, wenn ich langsam auslief und die letzten Meter nach Hause in ruhigem Gehtempo zurücklegte. Nach einer heißen Dusche fühlte ich mich wie ein neuer Mensch, hatte den nötigen Abstand zu den Dingen und konnte mich mit frischen Kräften auch wieder der jeweiligen Krisensituation stellen.

> **Laufen Sie Ihrem Kummer, Ihrem Zorn und Ihrem schlechten Gewissen davon**

## *Wo kann ich mehr darüber lesen?*
DARGATZ, THORSTEN:
Joggen. Das ideale Ausdauertraining, Copress Verlag, München 2001
*Sehr informatives Buch, mit vielen Tipps zum Training, zur Ernährung und zu das Jogging begleitenden Maßnahmen wie Sauna, Massage und Stretching.*

HOTTENROTT, KUNO/ZÜLCH, MARTIN:
Ausdauertrainer Laufen. Training mit System, Rowohlt Verlag, Reinbek 1997
*Zu empfehlen für ehrgeizige Läufer. Enthält viele Hintergrundinformationen sowie Trainingspläne für Einsteiger und Profis.*

MÜHLBAUER, WINNI:
Ui! So einfach ist Laufen, Muehlbauer Verlag, 1993
*Herrlich zu lesen! Sie werden das Buch aus der Hand legen und die Turnschuhe anziehen.*

PRAMANN, ULRICH/STEFFNY, HERBERT:
Fit for Fun. Perfektes Lauftraining. Schritt für Schritt gesund und fit. Von Jogging bis Marathon, Südwest Verlag, München 1998
*Gut für Einsteiger und als Nachschlagewerk.*

## *Kurs in Wundern*

*Was ist das/Worum geht's?*
Der Kurs in Wundern besteht aus drei Teilen: einem umfangreichen Textteil, einem Arbeitsbuch für Schüler und einem Handbuch für Lehrer. Was ich Ihnen hier ans Herz legen möchte, ist das Arbeitsbuch mit kleinen täglichen Lektionen für das Selbst-Studium.
Das Ziel des Kurses ist es, unsere Wahrnehmung von der Welt zu korrigieren, alte Verletzungen zu heilen und destruktive Verhaltensmuster zu verändern. Sie finden in dem Text christliche Begriffe (Gott, Christus, Heiliger Geist), der Kurs geht jedoch weit über die christlichen Religionen, so wie sie heute praktiziert werden, hinaus. Die Essenz des Kurses finden Sie in den folgenden Sätzen:

*Aufbau und Ziel des Kurses in Wundern*

Wunder geschehen naturgemäß als Ausdruck der Liebe. Alles, was Sie tun müssen, um in Ihrem täglichen Leben Wunder statt Probleme zu erleben, ist, sich der Allgegenwart der Liebe bewusst zu sein.

*Die Essenz des Kurses*

Mir selbst hat dieser Kurs aus einem tiefen Tal der Verzweiflung herausgeholfen. Ich möchte Ihnen im Folgenden Gedanken daraus vorstellen, die Ihnen vielleicht von Nutzen sein können.

- Besonders gut gefällt mir dieser Ausspruch:

  »Der Gedanke, den Gott von dir hat
  ist wie ein Stern,
  unveränderlich an einem ewigen Himmel.«

*Wir sind gut, so wie wir sind*

Er besagt für mich, dass wir so, wie wir sind, gut sind. Hell und klar und leuchtend wie ein Stern. Auch wenn wir unser Kind nicht gesund machen können, auch wenn wir meinen, alles Mögliche falsch gemacht zu haben, auch wenn …

Für Menschen, die von diesem umfangreichen Kurs (das Arbeitsbuch enthält allein 365 Lektionen) eher abgeschreckt sind, sich aber gern mit den angesprochenen Themen auseinander setzen möchten, gibt es das Buch »Rückkehr zur Liebe«. Die Autorin, Marianne Williamson, hat damit einen »spirituellen Reiseführer« auf der Grundlage dieses Kurses geschrieben. Auch daraus habe ich einige Gedanken aufgeschrieben, die Ihnen helfen können:

*Als Kinder Gottes sind wir aufgerufen, das Gute zu erschaffen*

- »Kind Gottes, du bist erschaffen worden, um das Gute, das Schöne und das Heilige zu erschaffen.«

Zu diesem Satz aus dem Kurs möchte ich Ihnen eine kleine Geschichte erzählen:
Ein Mann wanderte durch die Welt, entsetzt über all das Elend, das dort herrscht und über das Leid, in dem die Menschen lebten. Gott, sagte er, was tust du dagegen?
Und Gott antwortete: Ich habe dich geschickt.

Gott hat *Sie* geschickt, liebe Leserin. An der Stelle, an der Sie gerade stehen – als Mutter eines chronisch kranken Kindes –, können Sie Licht und Liebe verströmen, Lachen und Lebensfreude. Warten Sie nicht länger damit. Fangen Sie jetzt an. Ein kleines Lächeln genügt. Schenken Sie es jetzt Ihrem Mann, Ihrem kranken Kind, den Geschwisterkindern – egal, wie Ihre Situation gerade ist, und es wird verstärkt zu Ihnen zurückkehren.

*Schenken Sie der Welt ein Lächeln – jetzt sofort*

- Laut dem Kurs sind alle Menschen kleine lichtvolle Teile von Gott, also letztlich alle eins. So ist das folgende Zitat zu verstehen:

»Wenn du jemandem begegnest, so erinnere dich daran,
dass es eine heilige Begegnung ist.
Wie du ihn siehst, wirst du dich selbst sehen.
Wie du ihn behandelst, wirst du dich selbst behandeln.
Wie du über ihn denkst, wirst du über dich selbst denken.
Vergiss dies nie, denn in ihm
wirst du dich selbst finden oder verlieren.«

Ja, ich weiß, liebe Leserin, das ist sehr schwer. Machen Sie trotzdem immer wieder den Versuch, in anderen Menschen das Gute zu sehen. Sehen Sie nicht die zerkratzte Haut Ihres Kindes, sondern nehmen Sie wahr, wie tapfer es mit seiner Krankheit umgeht. Werfen Sie Ihrem Mann nicht vor, dass er morgens zur Arbeit fahren kann, während Sie einen weiteren Tag mit dem kranken Kind überstehen müssen, sondern freuen Sie sich, wenn er zwischendurch anruft oder Ihnen Blumen mitbringt. Üben Sie sich darin, das Schöne zu sehen. Der Versuch genügt!

*Üben Sie sich darin, das Schöne zu sehen*

- Und noch einen Gedanken als Hilfe für Situationen, in denen Sie nicht mehr weiterkönnen:

»Wolken können Sie nicht aufhalten!« In anderen Worten: Sie werden stärker sein als vorüberziehende Wolken.

Machen Sie sich bitte deutlich, dass Ihr Kind trotz häufiger Krankheitsschübe größer und widerstandsfähiger wird.

Sein Immunsystem wird reifen, es wird lernen, mit der Krankheit umzugehen, und sehr wahrscheinlich wird die Neurodermitis eines Tages der Vergangenheit angehören.

*Hinter den dunklen Wolken ist immer die Sonne*

Das bedeutet, Sie gehen auf das Licht zu. Lassen Sie sich nicht aufhalten von dunklen Wolken. Dahinter ist immer die Sonne, auch wenn Sie sie gerade nicht sehen können.

### Wann Sie das tun/nutzen sollten

Lesen Sie, wann immer Ihnen danach ist. Vielleicht gönnen Sie sich regelmäßig ein paar Minuten Lesezeit am Tag. Versuchen Sie, einen Gedanken, der Ihnen besonders gut gefällt, in die Tat umzusetzen.

### Das brauchen Sie/müssen Sie tun zur Vorbereitung

Kaufen Sie sich das Buch »Rückkehr zur Liebe«. Zurzeit gibt es leider noch keine vollständige deutsche Übersetzung des Kurses in Wundern. In Marianne Williamsons Buch finden Sie jedoch alle wesentlichen Gedanken des Kurses.

### Meine eigenen Erfahrungen

Der wichtigste Satz aus dem Kurs war für mich »Und Gott selbst wird alle Tränen trocknen«. Er hat mich unzählige Male getröstet. Wenn es Marc Leon so schlecht ging, dass er nur noch wimmerte. Wenn ich so verzweifelt war, dass ich nicht mehr wusste, wohin mit mir. Wenn unsere beiden Großen ihre Not durch Aggression und Kranksein zeigten. Wenn mein Mann immer stiller wurde. Wenn meine Schwiegermutter nach einer Nacht mit Marc Leon in Tränen aufgelöst war. Ich habe mich an diesen Satz geklammert wie an einen Rettungsanker und ihn nicht mehr losgelassen. Vorher gab es nichts und niemanden, der mich hätte trösten können. Als ich die Worte zum ersten Mal gelesen hatte, begann ich zu glauben, dass es Trost und Zuflucht gibt. Auch wenn die äußere Situation sich zunächst gar nicht veränderte, spürte ich doch in meinem Inneren das Versprechen einer liebe- und verständnisvollen höheren Macht.

*Es gibt eine Macht, die größer ist als wir Menschen. Lassen Sie sich von ihr trösten*

### *Zusammenfassung*
Eine höhere Macht weiß, dass Sie gut und vollkommen sind und dass Sie Ihr Bestes tun. Es gibt nichts zu verzeihen.
Sie werden geliebt. So wie Sie sind.

### *Wo kann ich mehr darüber lesen?*
WILLIAMSON, MARIANNE:
- Rückkehr zur Liebe, Goldmann Verlag, München 1995

außerdem:
- Rückkehr zur Liebe. Harmonie, Lebenssinn und Glück durch »Ein Kurs in Wundern« (2 Hörkassetten), Axent Verlag, Augsburg 1995

## Lachen

*Heilung durch Lachen*

**Was ist das/Worum geht's?**
Der Volksmund weiß schon lange, dass Lachen die beste Medizin ist. Da wir unser Dasein für gewöhnlich sehr ernst nehmen, vergessen wir das leicht. Dabei ist das Lachen gerade in schweren Zeiten so hilfreich! Es gibt sogar Berichte über Menschen, die von schwerer Krankheit genesen sind, indem sie sich selbst eine Lachtherapie verordnet haben. Das klingt zunächst befremdlich, denken wir doch bei der Behandlung von Krankheiten zunächst an Medikamente. Es ist aber mittlerweile bewiesen, dass Lachen die Produktion »guter« Hormone fördert, Stresshormone abbaut und generell die Immunabwehr stärkt. Überlegen wir einmal, was Lachen auch bedeutet: aus einem Abstand heraus die Situation und sich selbst einmal anders zu sehen und nicht mehr so schrecklich ernst zu nehmen. Es leuchtet ein, dass eine solche Lebenseinstellung ebenfalls eine heilende Wirkung haben kann.

Versuchen Sie einmal ganz spontan die folgenden Fragen zu beantworten:
- Wann haben Sie zuletzt gelacht? Nicht geschmunzelt, sondern richtig lauthals gelacht?
- Wie hat sich das angefühlt?
- Wie haben Sie sich danach gefühlt?

*Lachen*

- Was bringt Sie zum Lachen? Das Schauspiel-Talent Ihres Jüngsten? Ein bestimmtes Buch oder ein Film? Das Herumalbern mit Ihrer Freundin?

Nehmen Sie sich für die nächsten Tage vor, mindestens einmal am Tag richtig herzhaft zu lachen und beobachten Sie, was passiert. Warnung: Diese Taktik kann leicht außer Kontrolle geraten!

*Lachen Sie herzhaft, mindestens einmal am Tag*

### *Das brauchen Sie/müssen Sie tun zur Vorbereitung*
- Erstellen Sie eine Liste mit allen Büchern und Filmen, die Sie komisch finden.
- Stellen Sie ein Sortiment von Sachen zum Verkleiden bereit. Wer sagt denn, dass man das nur zum Fasching nutzen kann? Sammeln Sie alte originelle Kleidung, Hüte, Tücher, Pappnasen etc. Außerdem gehören Schminke, Luftballons und Luftschlangen dazu. Musikinstrumente wie Rasseln, Trillerpfeifen, Trommeln etc. sind ebenfalls gut geeignet.

### *Wann Sie das tun/nutzen sollten*
- Wenn das Leben Ihnen grau und trostlos erscheint
- Wenn Sie schon lange nicht mehr herzhaft gelacht haben
- Wenn Sie nicht wissen, ob Sie über Ihre Situation lachen oder weinen sollen
- Wenn Sie ein Ventil brauchen, um nicht durchzudrehen

### *Zusammenfassung*
Der Satz »Lachen ist gesund« ist keine Binsenweisheit. Menschen, die häufig lachen, sind tatsächlich körper-

*Lachen ist gesund*

lich und seelisch gesünder. Nutzen Sie diese einfache Möglichkeit, etwas für Ihre Gesundheit zu tun und denken Sie daran, mindestens einmal am Tag herzhaft zu lachen. Es darf auch gern öfter sein!

### Meine eigenen Erfahrungen

*Lachen Sie, egal worüber*

Mein Mann fand eines Abends seine Familie völlig aufgelöst vor. Frau und Kinder wälzten sich hemmungslos lachend auf dem Teppich im Kinderzimmer. Sobald einer von uns aufhörte, gackerte der Nächste wieder los. Die Kinder hatten schon hochrote Köpfe, und mir tat vor lauter Lachen der Bauch weh. Es gelang meinem Mann nicht herauszufinden, worüber wir eigentlich so lachten. Den Auslöser hatten wir nämlich längst vergessen. Angesichts des johlenden Gelächters konnte mein Mann sich nicht lange zurückhalten.

Als wir später alle japsend auf dem Boden saßen und versuchten, uns wieder zu beruhigen, sagte er ganz erstaunt: »Also, es ist ziemlich blöd, so zu gackern und nicht mal zu wissen, worüber. Aber weißt du was? Mir geht's jetzt viel besser!« Worauf hin ich wieder anfangen musste zu lachen, und die Kinder freudig mit einstimmten. Das Ende der Geschichte: Und wenn sie nicht gestorben sind, dann lachen sie noch heute.

### Wo kann ich mehr darüber lesen

OSHO:
Leben, Lieben, Lachen, Osho Verlag, Köln 1996
*Eine Auswahl von Bhagwans Vorträgen. Unkonventionell, frech-fröhlich, energiegeladen. Unbedingt lesenswert!*

TITZE, MICHAEL:
Die heilende Kraft des Lachens. Mit therapeutischem Humor frühe Beschämungen heilen, Kösel Verlag, München 1995
*Wie Sie sich durch Lachen von alten Verletzungen befreien können. Ein wundervolles Buch!*

## Meditation

*Entdecken Sie Ihre eigene Mitte wieder*

### Was ist das/Worum geht's?

Meditation bedeutet Besinnung auf die eigene Mitte. Das ist sehr schwer, wenn Sie ein krankes Kind haben, das Sie vielleicht als den Mittelpunkt Ihres Lebens betrachten. Trotzdem möchte ich Sie einladen, Ihre eigene Mitte zu entdecken oder wieder zu entdecken – als Kraftquelle, die Sie jederzeit nutzen können, um wieder aufzutanken.

### Wann Sie das tun/nutzen sollten

- Wenn Sie das Gefühl haben, es wächst Ihnen alles über den Kopf
- Wenn Sie schon lange keine Zeit mehr für sich hatten
- Wenn Sie eine kleine Pause brauchen
- Wenn Sie gar nicht wissen, wie es Ihnen eigentlich geht
- Wenn Sie ein Problem haben, das Sie nicht lösen können
- Wenn irgend möglich regelmäßig. Sie werden sich körperlich besser fühlen, seelisch ausgeglichener und geistig frischer

### Das brauchen Sie/müssen Sie tun zur Vorbereitung

Ziehen Sie sich zurück an einen ruhigen Ort, wo Sie wenigstens für eine halbe Stunde ungestört sind.

## Meditation

Für den Anfang und für den Fall, dass Sie noch nie meditiert haben, empfehle ich Ihnen Folgendes:

*Vorbereitungen auf die Meditation*

- Setzen oder legen Sie sich bequem hin.
- Atmen Sie ein paar Mal tief aus und ein und lassen Sie den Alltag von sich abfallen. Entspannen Sie nach und nach Ihren Körper.
- Beginnen Sie mit den Füßen. Eine einfache Formel ist »Meine Füße sind jetzt warm und schwer«. Andere Möglichkeiten: »Meine Füße sind jetzt ganz entspannt«, »Alle Spannungen fließen jetzt aus meinen Füßen heraus« etc. Probieren Sie aus, was für Sie das Beste ist.
- Gehen Sie dann Schritt für Schritt durch Ihren Körper, entspannen Sie alle Körperteile und Bereiche, bis Sie am Kopf angelangt sind und sich wohlig entspannt fühlen.
- Spüren Sie Ihren Atem, wie er kommt und geht.
- Bleiben Sie so sitzen oder liegen, bis Sie das Gefühl haben, es ist genug.
- Recken und strecken Sie sich, atmen Sie noch einmal tief und öffnen Sie dann langsam die Augen.
- Wenn Sie zurückkehren in Ihren Alltag, versuchen Sie das angenehme Gefühl der Entspannung noch eine Weile zu bewahren. Ärgern Sie sich bitte nicht, wenn das am Anfang nur schwer gelingt. Mit der Zeit werden Sie es immer besser schaffen.

Diese Entspannungsübung bereitet Sie vor auf die ab Seite 92 beschriebenen Meditationen.

*Meditation tut jedem gut*

Bitte machen Sie sich frei von der Vorstellung, dass Meditation nur etwas für Mönche oder für Erleuchtete ist. Meditation, wie wir Sie hier verstehen, ist nichts Geheimnisvolles oder Erhabenes. Sie dient dazu, dass Sie sich selbst wieder wahrnehmen und lernen, »bei sich« zu sein.

**Lauschen Sie mit dem Herzen**

Buddha bezeichnete Meditation als »mit aufnahmebereitem Herzen lauschen«. Lauschen Sie, was in Ihnen darauf wartet, entdeckt zu werden. Vermutlich werden Ihnen während Ihrer ersten Meditationen alle möglichen unliebsamen Gedanken durch den Kopf gehen: die Wäscheberge, das Mittagessen, die Steuererklärung usw. Ärgern Sie sich nicht darüber.

Lassen Sie die Gedanken einfach kommen und gehen. Nach und nach werden es weniger. Vielleicht kommen Ihnen aber auch gar keine Gedanken und Sie sehen »nur« rote Kreise, schwarze Flecken oder Ähnliches. Das ist in Ordnung.

Es gibt bei der Meditation kein Ziel, das zu erreichen ist. Nehmen Sie alles an, was vor Ihrem geistigen Auge erscheint. Mit ein bisschen Übung kommen Sie in Kontakt mit Ihrer inneren Stimme.

Hier nun die zwei Meditationen, die ich persönlich sehr gern genutzt habe in den ganz schlimmen Zeiten mit unserem Neurodermitis-Kind:

**Hilfreiche Meditationen für schwere Zeiten**

*Die innere Kraftquelle aufsuchen*
- Setzen oder legen Sie sich bequem hin.
- Entspannen Sie sich.
- Lassen Sie vor Ihrem inneren Auge das Bild eines Ortes entstehen, an dem Sie sich sehr wohl fühlen – vielleicht ein See, eine Lichtung, ein alter Obstbaum, ein Berggipfel etc.
- Richten Sie sich dort gemütlich ein.
- Genießen Sie Ihre Umgebung mit allen Sinnen: Atmen Sie die Luft, berühren Sie den Boden, riechen Sie den Duft der Blumen, schmecken Sie das kühle Wasser oder das reife Obst.

## Meditation

- Stellen Sie sich vor, dass Sie mit allen Sinnen die Kraft dieses Ortes in sich aufnehmen. Laden Sie sich förmlich auf mit Energie. Und seien Sie gewiss, dass dieser Ort immer für Sie da ist.
- Erinnern Sie sich im Laufe des Tages immer mal wieder an das Gefühl der Ruhe und der Kraft aus der Meditation.

*Holen Sie sich in einer Meditation Energie für den ganzen Tag*

*Der innere Ratgeber*
- Setzen oder legen Sie sich bequem hin.
- Entspannen Sie sich.
- Stellen Sie sich ein großes blumengeschmücktes Tor vor, durch das Sie jetzt hindurchgehen. Sie sind nun auf einer kleinen Waldlichtung.
  Aus dem Wald nähert sich Ihnen eine Gestalt, an die Sie sich mit all Ihren Fragen und Problemen wenden können. Ein Mann, eine Frau, vielleicht auch ein Tier. Stellen Sie Ihre Fragen oder beschreiben Sie Ihre Probleme so klar und deutlich wie möglich und seien Sie gewiss, dass Ihnen geholfen wird.
  Wiederholen Sie die Antwort, die Sie erhalten. Nehmen Sie sie ernst und befolgen Sie sie, auch wenn es Ihnen befremdlich erscheint.
  Ich stellte in einer solchen Meditation einmal die Frage, was ich gegen meine ständigen Schulter- und Nackenschmerzen tun könnte, und erhielt den Rat, 40 Tage lang zweimal täglich mit den Händen die Erde zu berühren. Nachdem ich meine Vorbehalte gegen diesen »Unsinn« abgelegt und die Anweisung genau befolgt hatte, waren meine Schmerzen verschwunden. Ich habe bis heute nicht verstanden, wie das geschehen konnte, aber vielleicht muss ich das auch gar nicht. Unser Unterbewusstsein, so scheint es, liebt symbolische Handlungen.

### Zusammenfassung

*Gehen Sie nach innen – dort finden Sie Antworten*

Nutzen Sie die Meditation als Möglichkeit, sich selbst wieder näher zu kommen. Und machen Sie sich klar: Wenn es im Außen scheinbar keine Lösung gibt, gehen Sie nach innen – hier werden Sie fündig werden.

### Meine eigenen Erfahrungen

Oft fand ich es sehr schwierig, mich hinzusetzen und zu meditieren. Die Erschöpfung war zu groß, der Kummer zu niederdrückend oder die nötige Ruhe dazu fehlte. Es gelang mir jedoch zunehmend, all diese Gründe gegen eine Meditation beiseite zu schieben und trotzdem zu meditieren. Zunächst half mir das Meditieren, mich körperlich und seelisch zu entspannen. Das war zu dem Zeitpunkt das Allerwichtigste. Später kamen Bilder und Botschaften aus meinem Unterbewusstsein, erst spär-

*Entdecken Sie Ihre innere Kraftquelle*

lich, dann immer mehr und deutlicher. Ich entdeckte eine Kraftquelle in meinem Inneren, die alles übertraf, was ich erwartet hatte. Wann immer ich in Not war, gab es hier Trost, Schutz und Rat für mich. Diese Erfahrung machte mich nach und nach unabhängig von all den verschiedenen Meinungen und Ratschlägen meiner Mitmenschen, wie ich mit meinem kranken Kind umgehen sollte. Ich gewann meine innere Sicherheit zurück und ich lernte mit der Zeit, darauf zu vertrauen, dass wir mit der Belastung der Neurodermitis fertig werden würden.

### Wo kann ich mehr darüber lesen?

EASWARAN, EKNATH:
Meditieren als Lebenskunst, Herder Verlag, Freiburg 1998
*Hier führt Sie ein Meditationsmeister in Theorie und Praxis der Meditation ein. Mit Trainingsprogramm.*

HARP, DAVID/FELDMAN, NINA:
Meditieren in 3 Minuten, Rowohlt Verlag, Reinbek 1993
*Ein Buch über Meditation ganz ohne mystisches Beiwerk, herrlich unkompliziert. Meditieren Sie einfach mal beim Gemüseputzen!*

JEANMAIRE, TUSHITA M.:
Meditation. Einfach entspannen im Alltag und in Krisen, Ariston Verlag, München 1999
*Dieses Buch ist eine »Verführung zur Meditation«. Sie können es auch ohne jede Vorkenntnisse lesen. Es enthält eine Übersicht über die wichtigsten Meditationstechniken und viele praktische Tipps.*

PREUSCHOFF, GISELA:
Ganz entspannt mit Kind und Kegel. Meditationen für gestresste Mütter, Kösel Verlag, München
*Ein rundherum wunderbares Buch! Die Empfehlung für Mütter.*

# *Natur*

> *Die Heilkräfte der Natur kosten nichts*

### *Was ist das/Worum geht's?*
Die Natur verfügt über unglaubliche Heilkräfte für uns Menschen, die leider mehr und mehr in Vergessenheit geraten sind. Dabei sind sie so leicht zugänglich, stehen das ganze Jahr über zur Verfügung und kosten nichts. Denken Sie nur an einen Sonnenaufgang, einen Regenbogen, an das Drachensteigen mit den Kindern im Herbstwind oder einen Spaziergang in frisch gefallenem Schnee.

> *Tanken Sie auf in der Natur*

### *Wann Sie das tun/nutzen sollten*
Wann immer Sie das Gefühl haben, Sie brauchen eine Pause oder Sie müssen auftanken. Sie können es sich auch zur Gewohnheit machen, regelmäßig und bei jedem Wetter nach draußen zu gehen. Abgesehen davon, dass Ihr Immunsystem auf diese Art gestärkt wird, werden Sie auch feststellen, dass sich Ihr Seelenleben stabilisiert.

### *Das brauchen Sie/müssen Sie tun zur Vorbereitung*
Nehmen Sie die Natur um sich herum wieder wahr. Egal, ob Sie in der Stadt oder auf dem Land leben, ob Sie einen Garten, einen Balkon oder nur eine Fenster-

*Natur*

bank mit frischen Kräutern haben – genießen Sie es so intensiv Sie können!
- Freuen Sie sich über die Kräuter, die Sie selbst ziehen.
- Machen Sie das Gießen und Pflegen zu einer konzentrierten, geruhsamen Beschäftigung. Vielleicht für nachmittags, wenn Sie von der Arbeit nach Hause kommen und noch nicht abgeschaltet haben. Oder frühmorgens, bevor die Kinder aufstehen.
- Riechen Sie, so intensiv Sie nur können, an den verschiedenen Kräutern. Schließen Sie die Augen, inhalieren Sie den Duft, tauchen Sie Ihre Nase in die Blätter!
- Schneiden Sie zusammen mit Ihren Kindern selbst gezogene Kresse aus dem Topf direkt auf das Brot.
- Würzen Sie Ihre Gerichte mit frischen, selbst gezogenen Kräutern.

Was fällt Ihnen sonst noch ein? Werden Sie erfinderisch in der Art, wie Sie Ihre Kräuter genießen können!

*Was Sie mit frischen Kräutern alles tun können*

Wenn Sie einen Balkon haben:
- Kaufen Sie hübsche Blumenkästen und -übertöpfe und setzen Sie die schönsten, farbenfrohesten Pflanzen hinein, die Sie finden können. Schaffen Sie sich ein gemütliches Plätzchen inmitten all dieser Pracht und genießen Sie sie mit allen Sinnen.
- Betrachten Sie jede Pflanze im Detail, riechen Sie an den Blüten, streichen Sie mit der Hand über die Blätter.
- Gehen Sie auf die Straße und betrachten Sie Ihren schön geschmückten Balkon von unten. Ein Freund von uns pflegt jedes Mal, wenn er seinen Vorgarten neu bepflanzt hat, die Straße vor seinem Haus auf und ab zu gehen und ein ums andere Mal begeistert

*So genießen Sie Ihren Balkon*

auszurufen: »Nein, was haben die Leute für einen schönen Vorgarten!«

Werden Sie wieder zum Kind! Betrachten Sie staunend die unglaubliche Fülle, die die Natur uns so verschwenderisch zur Verfügung stellt.

Wenn Sie einen Garten haben, sind die Möglichkeiten unbegrenzt. Hier nur ein paar Beispiele:

*Wie Sie noch mehr Freude an Ihrem Garten haben können*

- Pflanzen Sie für jedes Ihrer Kinder einen Baum, der dann mit dem Kind wächst und es ins Leben begleitet.
- Legen Sie einen kleinen Gemüsegarten an und werden Sie, wenigstens zum Teil, Selbstversorger. Sicher können Sie das Gemüse im Supermarkt billiger kaufen, aber das erhebende Gefühl »Jede einzelne dieser Zucchinis habe ich selbst gezogen!« bekommen Sie dort nicht mitgeliefert.
- Bauen Sie Ihr eigenes Obst an. Erdbeeren aus dem eigenen Garten z. B. schmecken unbeschreiblich gut. Das entschädigt Sie reichlich für die Arbeit, die Sie damit haben.
- Empfehlenswert sind auch Stachelbeer- und Himbeersträucher. Die passen sogar in einen kleinen Garten.
- Wenn Sie genug Platz haben, pflanzen Sie einen Süßkirsch- oder einen Pflaumenbaum. Und freuen Sie sich darüber, wie er jedes Jahr ein bisschen größer wird.
- Was Sie auch tun können: kleine Weiden als Sonnenschutz z. B. um den Sandkasten herum pflanzen. Die wachsen sehr schnell (ca. 1,5 m pro Jahr), spenden sehr angenehmen Schatten und sind eine schöne Alternative zum herkömmlichen Sonnenschutz.

*Natur*

- Legen Sie einen kleinen Bach an oder, wenn möglich, einen Teich.
- Säen Sie Wildblumen aus.
- Schaffen Sie eine kleine Sitzecke oder hängen Sie eine Hängematte auf.

Ihrer Fantasie sind keine Grenzen gesetzt!

Sollten Sie weder Blumenkästen vorm Fenster noch einen Balkon noch einen Garten haben, macht das auch nichts. Vielleicht haben Freunde, Bekannte oder die Großeltern einen, den Sie nutzen dürfen.

Wenn auch das nicht zutrifft: Es gibt heute in jeder Stadt Grünanlagen, kleine Parks oder sogar Naherholungsgebiete. Wenn möglich, gehen Sie zu Fuß dorthin.

*Nutzen Sie die Grünanlagen Ihrer Stadt*

- Packen Sie eine Tasche mit einer Decke, einem kleinen Picknick für sich und die Kinder, Spielzeug, vielleicht sogar Schwimmzeug, einem guten Buch und allem, was Sie sonst brauchen.
- Genießen Sie die Sonne auf Ihrer Haut, den Wind in Ihren Haaren und das Lachen der Kinder. Schon ein paar Stunden draußen in der Sonne sind wie ein kleiner Urlaub.

Werden Sie erfinderisch, was Aktivitäten für die anderen Jahreszeiten angeht.

- Kaufen Sie für sich und die Kinder gute Regen- und Schneekleidung und lassen Sie das Argument mit dem schlechten Wetter einfach nicht mehr gelten.

*Schlechtes Wetter gibt es nicht*

- Halten Sie sich, so oft und so lange es geht, draußen auf.
- Wenn Sie ein Frühaufsteher sind, gönnen Sie sich morgens das Erlebnis des Sonnenaufgangs. Vielleicht geht eines Ihrer Fenster nach Osten oder Sie können morgens auf den Balkon oder in den Garten

gehen. Ich verrate Ihnen nicht mehr dazu. Tun Sie es! Wenn Sie kein Frühaufsteher sind, könnte es sein, dass Sie nach diesem Erlebnis einer werden.

### Zusammenfassung
Tanken Sie auf in der Natur, wann und wo immer Ihnen das möglich ist!

### Meine eigenen Erfahrungen

> *Wenn Sie ganz verzweifelt sind, umarmen Sie einen Baum*

Ganz zu Anfang von Marc Leons Krankheit habe ich mir angewöhnt, in den Garten zu unserer alten Linde zu gehen. Ich lehnte mich an den Stamm und erzählte dem Baum von meinem Kummer. Niemand konnte mich dort hören oder sehen. Ich blickte hinauf in die Krone, spürte die raue Rinde unter meinen Händen und stellte mir vor, meine Füße seien die Wurzeln. Sie reichten bis tief hinunter in die Erde. Hier war ich sicher. Ich stand dort abends, um den Sonnenuntergang zu beobachten, frühmorgens, bevor die Sonne aufging, bei Regen, Wind und auch wenn Schnee lag. Nur ein paar Minuten lang oder eine ganze Stunde, je nachdem wie groß der Kummer war. Dann umarmte ich den mächtigen Stamm, sagte der Linde danke und ging zurück zum Haus. Auf dem Weg durch den Garten hatte ich das Gefühl, alles Schwere bei meinem Baum zurückgelassen zu haben. Einen Teil seiner Stärke nahm ich mit in meinen Alltag.

### Wo kann ich mehr darüber lesen?
SATOR, GÜNTHER:
Feng Shui für jeden Garten, Verlag Gräfe und Unzer, München 1998

*Sehr empfehlenswert für Einsteiger. Mit einer
Einführung in die Lehre des Feng Shui und Checklisten.*

WALDMANN, WERNER/ALLIN, PAT:
Feng Shui für Garten, Balkon und Terrasse, Urania
Verlag, Berlin 1997
*Viele hilfreiche Tipps für Ihre eigene kleine »grüne
Oase«.*

# Om

### Was ist das/Worum geht's?

*Om* ist ein Urton, ein Wort der Kraft, das auch heute noch in Asien weit verbreitet ist. Wenn Sie damit arbeiten möchten, ist es ganz wichtig, dass Sie das *Om* mit dem Herzen aufnehmen und nicht darüber nachdenken oder es analysieren. Versuchen Sie, es im Bauch oder mit dem ganzen Körper zu fühlen. Gönnen Sie Ihrem Intellekt eine Pause.

*Und so wird es gemacht:*

**Wie Sie das Om *praktizieren* sollten**

- Atmen Sie tief ein und dann wieder aus. Beim Ausatmen sagen Sie *Om* (möglichst tief und gleichmäßig) und bringen Ihre Stimmbänder zum Schwingen.
- Sagen Sie das *Om* möglichst so lange, bis Sie vollständig ausgeatmet haben.
- Legen Sie Ihre Hand auf die Brust. Wenn Sie das *Om* richtig intoniert haben, spüren Sie eine Vibration im Bereich des Brustbeins.

*Wirkung:*

**Was das Om *bewirkt***

Das *Om* versetzt alle Knochen im Brustkorb in Schwingung, sodass alle Organe leicht massiert werden und die Blutzirkulation im Körper sich verstärkt. Es kommt zu einer Stimulation sämtlicher Drüsen, die Muskulatur entspannt sich und die Sauerstoffversorgung wird verbessert. Die durch die Vibration entstehenden elektromagnetischen Wellen sorgen für Antriebskraft und Lebensfreude.

### *Wann Sie das tun/nutzen sollten*
- Möglichst regelmäßig jeden Abend
- Auf jeden Fall aber nach einem anstrengenden Tag
- Wenn Sie angespannt und erschöpft sind, mutlos oder traurig

Wenn Sie nicht allein sind, können Sie das Om auch innerlich anstimmen. Es wird Ihnen bei regelmäßiger Anwendung innere Ruhe und Frieden bringen.

*Das Om kann Ihnen zu Ruhe und Frieden verhelfen*

### *Das brauchen Sie/müssen Sie tun zur Vorbereitung*
Gar nichts

### *Zusammenfassung*
Nutzen Sie diese ungewöhnliche Methode, um zu innerem Frieden und zu Gelassenheit zu finden.

### *Meine eigenen Erfahrungen*
Beim ersten Mal kam ich mir ziemlich merkwürdig dabei vor, auf der Bettkante zu sitzen und Om zu sagen. Das gab sich ganz schnell, als ich die wohltuende Wirkung spürte. Der Laut brachte Gelassenheit, Abstand zu den Dingen und inneren Frieden mit sich, was ich besonders vor dem Einschlafen als sehr angenehm empfand. Wenn Marc Leon sehr unruhig war, half das Om uns beiden, wieder zur Ruhe zu kommen.

*Das Om schafft Gelassenheit und Abstand zu den Dingen*

*Nutzen sie das Om, um in turbulenten Zeiten Ihre innere Mitte nicht zu verlieren*

Ich habe es auch beim Autofahren angestimmt und festgestellt, dass ich viel gelassener wurde. Heute nutze ich es noch, um in turbulenten Situationen wieder in meine Mitte zu kommen. Dann kann ich wieder klar denken und entscheiden, was jetzt zu tun ist.

### *Wo Sie mehr darüber lesen können*

LYSEBETH, ANDRE VAN:
Yoga für Menschen von heute, Mosaik Verlag, Berlin 1982
*Das Standardwerk zum Thema Yoga.*

RAJNEESH, BHAGWAN SHREE:
Das Orangene Buch, Rajneesh Verlag, Köln 1987
*Die Meditationstechniken von Bhagwan. Erfrischend anders, verblüffend einfach und völlig respektlos. Kurz: ein herrliches Buch!*

# *Positives Denken*

### *Was ist das/Worum geht's?*
Der Begriff Positives Denken ist sehr in Verruf geraten. Deswegen lassen Sie uns gleich zu Anfang klären, was Positives Denken *nicht* ist.
Es bedeutet nicht
- die Welt nur noch durch eine rosarote Brille zu sehen
- Probleme und Konflikte zu ignorieren
- den Zustand der Welt zu beschönigen
- sich etwas einzureden, was man nicht ist (z. B. reich, gesund, glücklich)
- völlig naiv zu sein

*Was Positives Denken nicht ist*

Es bedeutet stattdessen,
- zu erkennen, dass Sie über Kräfte verfügen, die negative Einflüsse überwinden können
- die Kraft zu haben, in jeder Situation etwas Gutes zu sehen
- über die Entschlossenheit zu verfügen, aus jeder Situation das Beste zu machen
- sich immer und unter allen Umständen auf das Gute im Leben zu konzentrieren

*Was Positives Denken wirklich bedeutet*

Kurz gesagt ist Positives Denken die Fähigkeit, Ihre Gedanken kontrollieren und sie jederzeit zum Positiven hin lenken zu können. Wenn Ihnen der Begriff immer noch nicht gefällt, nennen Sie es einfach »Konstruktives Denken«.

Lassen Sie uns einmal davon ausgehen, dass Ihre Gedanken Ihr Leben prägen. Wenn Sie einen ganzen Tag lang aufmerksam Ihren Gedanken lauschen, werden Sie sehr erschrocken darüber sein, wie viele Sorgen, Ängste und Zweifel sich darunter befinden.

*Sie haben die Wahl zwischen positiven und negativen Gedanken*

Machen Sie sich bitte klar, dass Sie die Wahl haben, ob Sie positive oder negative Gedanken denken. Na ja, werden Sie sagen, wenn ich auf der Fahrt zum Arzt mit meinem kranken Kind eine halbe Stunde lang im Stau stehe oder eine Stunde im Wartezimmer sitzen muss, bis wir endlich an der Reihe sind, habe ich ja wohl kaum eine Wahl.

Doch, haben Sie! Fühlen Sie sich als Opfer, dann werden Sie auch ein Opfer sein und als solches von Ihren Mitmenschen behandelt werden. Besinnen Sie sich aber auf Ihre Kraft, etwas Gutes aus jeder Situation machen zu können, sind Sie kein Opfer mehr, sondern ein Mensch, der selbstbestimmt und konstruktiv sein Leben in die Hand nimmt.

So etwas geht natürlich nicht von heute auf morgen. Dafür leben wir alle schon viel zu lange in negativen Mustern. Trotzdem – machen Sie einen Anfang. Die einfachste Methode: Denken Sie noch mal! Wann immer Sie merken, dass Sie in destruktive Gedankenmuster rutschen, setzen Sie sofort einen positiven Gedanken dagegen.

*Denken Sie einfach noch einmal*

Zum Beispiel so:
- Auch die neue Behandlung wird keinen Erfolg bringen. *Noch mal gedacht:* Wir haben uns umfassend informiert und dafür entschieden. Es wird ganz sicher helfen.
- Es sind 80 km Autobahn bis zur Heilpraktikerin. Sicher werden wir im Stau stehen und dann keinen Parkplatz finden.

*Noch mal gedacht:* Wir fahren ganz zeitig los. Und die Innenstadt hat Hunderte von Parkplätzen. Da wird bestimmt einer für uns frei sein.

Werden Sie kreativ, liebe Leserin! Beschäftigen Sie sich mit Gedanken, die aufbauend sind. Verplempern Sie Ihre Zeit nicht mit Ärger oder Frustration. Lassen Sie sich nicht niederdrücken von den vielen kleinen Widrigkeiten des Alltags. Nutzen Sie stattdessen Ihre Energie dazu, Lösungen zu finden. Das Motto lautet: Lösung statt Lamento!

*Lösung statt Lamento*

Aller Anfang ist bekanntlich schwer, aber trotzdem: Fangen Sie heute noch an. Üben Sie, das Beste aus jeder Situation zu machen. Bleiben Sie dran. Auch wenn es Zeiten gibt, in denen überhaupt nichts klappen will. Auch wenn Sie Tage haben, an denen Sie morgens um acht schon wie das HB-Männchen an die Decke gehen. Sie können scheitern, so oft Sie wollen. Das zählt nicht. Entscheidend ist, dass Sie nicht aufhören, sich im Positiven Denken zu üben.

Kommen wir jetzt zu den größeren Problemen. Um sehr belastende Situationen ändern zu können, müssen Sie konsequent viele, viele kleine Schritte gehen.
Betrachten Sie Ihre Situation so, wie sie gerade ist. Dann stellen Sie sich vor, wie Sie es gerne hätten – schaffen Sie sich ein neues Bild von der Situation. Malen Sie es aus bis ins kleinste Detail. Spüren Sie Ihre Freude darüber. Machen Sie diese Übung im Laufe des Tages so oft wie möglich. Programmieren Sie sich im wahrsten Sinne des Wortes auf positiv. Glauben Sie an

*Programmieren Sie sich auf positiv*

sich und an Ihre Fähigkeit, Ihr Leben nach Ihren Wünschen zu gestalten.

Es gibt natürlich auch Situationen, an denen Sie nichts ändern können. Die Neurodermitis Ihres Kindes, eine Behinderung oder der Tod eines Familienmitglieds zum Beispiel. Da nützen all Ihre Bemühungen nichts und all Ihre Kraft, Ihr Mut und Ihre Entschlossenheit scheinen vergebens. Solche Situationen sind Wendepunkte im Leben. Für diese Fälle mag Ihnen das Gebet helfen, das wir schon im Kapitel »Carnegie« besprochen haben.

*Wendepunkte im Leben*

Gott gebe mir die Gelassenheit,
Dinge hinzunehmen, die ich nicht ändern kann,
die Kraft,
Dinge zu ändern, die ich ändern kann,
und die Weisheit, das eine vom anderen zu unterscheiden.

*Tun Sie alles, was Sie können – und dann lassen Sie los*

Wenn Sie das Gefühl haben, Sie kommen allein nicht mehr weiter, lassen Sie los. Tun Sie alles, was Sie tun können, und dann geben Sie Ihren Kummer ab an eine höhere Macht. Sobald Sie das getan haben, werden Sie spüren, dass es möglich ist, Ihre Einstellung zu der Situation zu verändern. Auch wenn Sie das Geschehen selbst nicht beeinflussen können, so liegt es doch in Ihrer Macht, es mit anderen Augen zu betrachten.

### *Wann Sie das tun/nutzen sollten*
- Am besten von nun an regelmäßig jeden Tag
- Auf jeden Fall in schwierigen Lebenssituationen
- Bei Ärger, Stress, Frustration etc.

## Zusammenfassung
Machen Sie es sich zur Gewohnheit, allen Situationen etwas Gutes abzugewinnen.

*Lernen Sie, in allen Dingen das Gute zu sehen*

## Meine eigenen Erfahrungen
Ich habe in meiner Kindheit sehr viele Rückschläge und Enttäuschungen erlebt, so waren die negativen Gedankenmuster besonders fest verankert. Oft bemerkte ich gar nicht, dass ich mal wieder in Pessimismus verfiel. Die Bewusstmachung war schon eine Aufgabe für sich! Mit Affirmationen musste ich lange und konsequent üben, bis sich erste Erfolge zeigten. Es war ein quälender und langwieriger Prozess, sich immer wieder von den alten destruktiven Gedanken zu befreien. Als ich erkannte, dass ich die Hartnäckigkeit, mit der ich an Negativem festhielt, für den Aufbau positiver Gedankenmuster verwenden könnte, wurde es langsam besser.

Mit Beginn der Lymphbehandlung für Marc Leon fühlte ich mich stark genug, den Heilungsprozess mit guten Gedanken zu unterstützen. Ich habe unserem Sohn monatelang erzählt, dass es bald besser wird. Bald begann er zu meinem Erstaunen, diesen Satz selbst zu übernehmen. Wenn er heute noch einmal Hautausschläge hat, sagt er: »Ach, das ist gar nicht schlimm. Es wird bald besser.«

## Wo kann ich mehr darüber lesen
FREITAG, ERHARD F.:
- Hilfe aus dem Unbewussten. Der spirituelle Weg zum Erfolg, Goldmann Verlag, München 1985

- Kraftzentrale Unterbewusstsein. Der Weg zum Positiven Denken, Goldmann Verlag, München 1983

FREITAG, ERHARD F./ZACHARIAS, CARNA:
- Die Macht Ihrer Gedanken. Das Praxisbuch zur Kraftzentrale Unterbewusstsein, Goldmann Verlag, München 1986
- Erkenne deine geistige Kraft, Goldmann Verlag, München 1987

*Freitag ist einer der bekanntesten Schüler von Dr. Joseph Murphy und seine Bücher zum Thema Positives Denken sind mittlerweile Klassiker. Sie zeichnen sich aus durch ihren lockeren, freundlichen Ton.*

GAWAIN, SHAKTI/KING, LAUREL:
Leben im Licht. Quelle und Weg zu einem neuen Bewusstsein, Heyne Verlag, München 1986
*Ein weiterer Klassiker. Empfehlenswert ist auch das dazugehörige Arbeitsbuch mit demselben Titel.*

KIRSCHNER, JOSEF:
- Hilf dir selbst, sonst hilft dir keiner. Die Kunst, glücklich zu leben, Knaur Verlag, München 1978
- Kirschners Kunst der Lebensführung, Knaur Verlag, München

KOPMEYER. M.R.:
Persönlichkeitsbildung. So werden Sie, was Sie sein möchten, Knaur Verlag, München 1982
*Kirschner und Kopmeyer gehen das Thema sehr pragmatisch an. Kurz und knapp formulierte Anweisungen für Praktiker.*

MURPHY DR., JOSEPH:
- Die Gesetze des Denkens und Glaubens, Goldmann Verlag, München

- Die unendliche Quelle Ihrer Kraft. Ein Schlüsselbuch positiven Denkens, Goldmann Verlag, München

PEALE, NORMAN VINCENT:
Die Kraft Positiven Denkens. Oesch Verlag, Zürich 1988
*In diesen Büchern finden Sie einen stark religiösen Aspekt.*

# *Reiki*

*Hintergrund und Definition von Reiki*

### Was ist das/Worum geht's?
Das Wort Reiki kommt aus dem Japanischen und bedeutet »universelle Lebensenergie«. Die Essenz von Reiki ist Liebe, eine allumfassende göttliche Schwingung, die Freude und Leben verströmt.
In dem Buch »Das Reiki-Handbuch« von Walter Lübeck habe ich eine sehr schöne und gut verständliche Erklärung für Reiki und seine Wirkung gefunden:
»Reiki ... stellt die höchste, dem Menschen verfügbare Schwingung der Lebensenergie dar. Diese Schwingung hat eine göttliche Qualität und grenzt infolgedessen nichts aus. Sie bringt uns mit den lebendigen Impulsen der Welt in Berührung, vermittelt also ›Einssein‹. Alle menschlichen Probleme und Gesundheitsstörungen resultieren letztlich aus der Illusion des ›Getrenntseins‹ von der Welt.«

*Wo Sie Reiki lernen können*

Wenn Sie Reiki lernen möchten, schauen Sie in Ihr Volkshochschulprogramm, in die Broschüre eines Gesundheitshauses oder in das Kursangebot eines esoterischen Zentrums. Dort bieten Reiki-Lehrer Wochenendkurse oder Einzeltermine an, in denen man schrittweise in die Reiki-Kraft eingeführt bzw. eingeweiht wird.

### Reiki-Positionen
Im Folgenden beschreibe ich Ihnen die zwölf so genannten Grundpositionen für die Behandlung. Sie

*Reiki*

können Sie an sich selbst oder an jemand anderem ausführen. Ich habe die Erfahrung gemacht, dass Sie nicht unbedingt eine Reiki-Einweihung erhalten haben müssen, damit das Auflegen der Hände wirksam ist. Es gibt viele Menschen, die sensitiv genug sind, um auch ohne Einweihung in die Reiki-Kraft Energie fließen zu lassen. Vielleicht probieren Sie es einfach einmal aus. Es kann Ihnen nicht schaden, im Gegenteil: Sie werden sich damit sehr wohl fühlen.

Bevor Sie beginnen, entspannen Sie sich bitte. Atmen Sie ein paar Mal tief ein und aus. Wenn Sie die Behandlung im Sitzen durchführen wollen, achten Sie darauf, dass Sie auch längere Zeit bequem sitzen können. Wenn Sie sich hinlegen möchten, decken Sie sich bitte zu. Reiben Sie Ihre Handflächen leicht gegeneinander, damit Ihre Hände warm werden. Dann beginnen Sie in dem Gefühl, dass Sie sich selbst jetzt etwas besonders Gutes tun.

*Legen Sie sich selbst oder anderen die Hand auf*

- 1. Position
  Beide Hände liegen in Längsrichtung auf dem Gesicht, die Finger nach oben, die Handflächen jeweils neben der Nase

- 2. Position
  Die Hände liegen auf den Ohren, die Finger zeigen nach oben

- 3. Position
  Beide Hände liegen auf der Mitte des Hinterkopfes

- 4. Position
  Eine Hand liegt ganz leicht quer über dem Kehlkopf, die andere etwas darunter

*Die verschiedenen Positionen für die Behandlung*

- 5. Position
  Die Hände liegen waagrecht nebeneinander auf der Brust

- 6. Position
  Die Hände liegen, schräg nach unten zeigend, unterhalb des Rippenbogens, die Daumen auf der untersten Rippe

- 7. Position
  Die Hände liegen, schräg nach unten zeigend, unterhalb des Nabels

- 8. Position
  Die Hände liegen, schräg nach unten zeigend, auf dem Unterbauch, die kleinen Finger in der Leistengegend

- 9. Position
  Die Hände liegen auf den Schulterblättern, die Finger zeigen nach unten

- 10. Position
  Die Hände liegen waagrecht auf dem Rücken in der Höhe des Herzens

- 11. Position
  Die Hände liegen waagrecht auf den Nieren

- 12. Position
  Die Hände liegen senkrecht mit den Fingern nach unten auf oder neben dem Steißbein

*Der Abschluss der Behandlung*

Wenn Sie mögen, umfassen Sie zum Schluss mit beiden Händen Ihre Füße oder legen Sie die Hände auf die Fußsohlen. Diese Position ist sehr angenehm, um eine Behandlung zu beenden.

Die Grundpositionen stellen Richtlinien für eine Behandlung dar. In den verschiedenen Büchern über Reiki werden Sie immer wieder leichte Abwandlungen finden. Entscheiden Sie bitte selbst, was für Sie das Beste ist. Wenn Sie etwas vertrauter damit sind, hören Sie auf Ihr Gefühl und legen Sie die Hände dorthin, wo es Ihnen gut tut. Sie müssen auch nicht unbedingt die vorgegebene Reihenfolge einhalten. Verfahren Sie so, wie Sie es für richtig halten. Lassen Sie die Hände in einer Position so lange liegen, bis Sie leichte Wärme oder ein Kribbeln spüren. Spüren Sie nichts, lassen Sie sie einfach liegen, solange Sie mögen.

*Vertrauen Sie bei der Behandlung Ihrem Gefühl*

Wie fühlen Sie sich nach der Behandlung? Erfrischt, angenehm müde, ausgeglichen, zufrieden? Spüren Sie genau in sich hinein. Wenn Sie sich öfters so eine Behandlung gönnen, werden Sie merken, wie Sie sich körperlich und seelisch immer besser fühlen.

*Regelmäßige Behandlung verhilft zu körperlicher und seelischer Ausgeglichenheit*

### Wann Sie das tun/nutzen sollten
- Möglichst regelmäßig jeden Tag
- Auf jeden Fall, wenn Sie sich körperlich, seelisch oder geistig schlecht fühlen
- Wenn Sie großen Belastungen ausgesetzt sind
- Wenn Sie das Gefühl haben, Sie werden krank (Reiki hilft hervorragend bei beginnenden Infekten)

### Zusammenfassung
Nutzen Sie die universelle Lebensenergie, die uns alle durchströmt und umgibt, zur Stärkung, Harmonisierung, als Energieschub oder wie auch immer Sie mögen.

*Trösten Sie sich selbst oder Ihre Kinder mit Reiki*

### Meine persönlichen Erfahrungen

Mich selbst mit Reiki zu behandeln hat mich oft getröstet, wenn ich erschöpft oder verzweifelt war. Wenn ich mir selbst die Hand auflegte, spürte ich, wie der Kummer von mir abfiel und neue Zuversicht an seine Stelle trat. Durch die Berührung war ich verbunden mit einer größeren Kraft, mit einer unerschöpflichen Quelle von Liebe und Frieden. In den schlimmsten Zeiten mit unserem kranken Kind erschien mir das wie Balsam für meine verzagte Seele.

Wenn Marc Leon es zuließ, habe ich ihm ebenfalls Reiki gegeben oder ihn in meiner Vorstellung in die Reiki-Symbole eingehüllt, die ihn dann schützten und die Heilung förderten. Auch unseren beiden großen Kindern habe ich oft die Hand aufgelegt, wenn sie sich gestoßen hatten, gefallen waren oder ich das Gefühl hatte, sie werden krank. Heute machen alle drei das auch bei sich selbst oder geben sich gegenseitig Reiki.

### Wo kann ich mehr darüber lesen?

BAGINSKY, BODO J./SHARAMON, SHALILA:
Reiki. Universelle Lebensenergie, Synthesis Verlag, 1997
*Dieses Buch wird als der Klassiker der westlichen Reiki-Literatur bezeichnet. In einfacher, leicht verständlicher Weise gibt es eine umfassende Einführung in die Reiki-Praxis. Sehr zu empfehlen für Einsteiger und auch für Fortgeschrittene.*

DALBERG, ANDREAS:
Der Weg zum wahren Reiki-Meister, Verlag Droemer, München 2000
*Umfassende Informationen über Reiki und grundlegende esoterische Gesetzmäßigkeiten, alle Symbole,*

Mantren und Einweihungsrituale der ersten drei Reiki-Grade sowie zahlreiche Anwendungsmöglichkeiten und Techniken. Ein umfassender Ratgeber für Menschen, die sich intensiv mit Reiki beschäftigen wollen.

DISTEL, WOLFGANG/WELLMANN, WOLFGANG:
- Das Herz des Reiki. Dai Komio, Goldmann Verlag, München 1995
  Umfassende Beschreibung aller Reiki-Grade. Einfach, klar und ohne unnötige Mystifizierung.
- Der Geist des Reiki. Dai Komio, Goldmann Verlag, München 1995
  Aufbauend auf dem Buch »Das Herz des Reiki« sprechen die Autoren hier über die Kraft und Intelligenz des Reiki, über morphogenetische Felder u. v. m. Für Fortgeschrittene!

USUI, DR. MIKAO/PETTER, FRANK A.:
Das Original-Reiki-Handbuch des Dr. Mikao Usui, Windpferd Verlag, Aitrang 1999
Ein Buch vom »Wiederentdecker« der Reiki-Kunst persönlich. Ganz neu für uns »Westler«: die traditionellen Techniken des Reiki. Sehr empfehlenswert!

# *Schreibübung*

*Die Schreibübung hilft, Gedanken und Gefühle zu klären*

### Was ist das/Worum geht's?
Die Schreibübung ist eine schnelle und einfache Möglichkeit, mit Gedanken und Gefühlen in Kontakt zu kommen, die in Ihnen rumoren, ohne dass Sie sie genau benennen könnten.

### Wann Sie das tun/nutzen sollten
Wenn Sie merken, dass Sie sehr niedergeschlagen oder ohne richtigen Grund zornig oder irgendwie verquer sind.

### Das brauchen Sie/müssen Sie tun zur Vorbereitung
- Legen Sie Stift und Papier bereit
- Suchen Sie sich einen Platz, an dem Sie eine halbe Stunde lang ungestört sind

*So wird's gemacht*

Teilen Sie das Blatt in zwei Hälften. Schreiben Sie auf die linke Seite als Überschrift »Aussage«, auf die rechte Seite als Überschrift »Kommentar«. Dann beginnen Sie in der linken Spalte mit einem Satz, der das Gegenteil von dem ausdrückt, wie Sie sich gerade fühlen.
Also, wenn Sie niedergeschlagen sind, z. B.: »Ich bin froh und guter Dinge«, wenn Sie zornig sind: »Ich bin in Frieden mit meinen Gedanken und Gefühlen«, wenn

*Schreibübung*

Sie verquer sind: »Ich bin ausgeglichen und voller Harmonie«.

Halten Sie einen Moment inne und schreiben Sie dann daneben in die rechte Spalte das, was Ihnen als Erstes in den Sinn kommt, z. B.: »Was für ein Quatsch«, »Blödsinn«, »Dummes Zeug« etc. Sagen Sie dann zu sich selbst »Danke« und wiederholen Sie in der linken Spalte den ersten Satz.

Dann schreiben Sie rechts wieder, was Ihnen spontan dazu einfällt. Nach ein paar Sätzen werden Sie merken, dass Sie den Kommentar für die rechte Spalte schon im Kopf haben, während Sie noch Ihren Übungssatz schreiben.

Schreiben Sie den Übungssatz jedes Mal wieder sorgfältig und komplett hin, also nicht abkürzen, Pünktchen machen oder die Spalte freilassen. Und vergessen Sie nicht das »Danke« nach dem Kommentar auf der rechten Seite.

Schreiben Sie so lange, bis der Tenor der Kommentare sich vom Negativen zum Positiven verändert. Die Übung ist beendet, wenn in der linken und in der rechten Spalte identische Sätze stehen, also links unter »Aussage«:

»Ich bin in Frieden mit meinen Gedanken und Gefühlen« und rechts unter »Kommentar«: »Ich bin in Frieden mit meinen Gedanken und Gefühlen.« Vermutlich werden Sie die Übung einige Tage lang machen müssen, bis Sie dahin kommen.

*Schreiben Sie, bis Ihre Kommentare positiv werden*

Lesen Sie sich, wenn Sie fertig sind, aufmerksam die Kommentare durch, die Sie geschrieben haben. Sie werden recht schnell herausfinden, was Sie quält oder wo der Schuh drückt. Erschrecken Sie nicht über die

*Akzeptieren Sie alle aufsteigenden Gefühle, auch die »schlechten«*

Heftigkeit Ihrer Reaktionen auf der Kommentarseite. Hier bahnen sich lang verdrängte Gedanken und »schlechte« Gefühle ihren Weg ans Tageslicht. Nehmen Sie alles an als einen Teil von sich.
Auch Hass, Angst und Schmerz gehören zu Ihnen, auch Arroganz und Schuldgefühle. Betrachten Sie alles als objektiver Beobachter. Durch das »Danke« geben Sie sich quasi selbst die Erlaubnis, alles herauszulassen, die »Büchse der Pandora« zu öffnen. Nehmen Sie sich an, wie Sie sind: nicht besser, aber auch nicht schlechter als andere Menschen.

Wenn Sie die Schreibübung ein paar Tage lang gemacht haben und das Gefühl haben, jetzt ist etwas in Ihnen zur Ruhe gekommen, wenden Sie sich dem nächsten Satz zu. Wiederholen Sie ab und zu Sätze, mit denen Sie schon gearbeitet haben. Viele Verletzungen und Prägungen gehen so tief, dass Sie sozusagen in mehreren Schichten daran arbeiten müssen.

### *Zusammenfassung*

Nutzen Sie die Schreibübung, um in Ihnen rumorenden, unklaren Gefühlen auf die Spur zu kommen.

### *Meine eigenen Erfahrungen*

*Schreiben Sie sich Ihren Zorn von der Seele*

Ich weiß nicht mehr, wie oft ich mich voller Zorn hingesetzt und diese Übung gemacht habe. Sie wurde regelmäßig zu einer leidenschaftlichen Anklage über das ungerechte Schicksal, die unheilbare Neurodermitis, das traurige Leben mit einem kranken Kind, einfach über alles.

## *Schreibübung*

Das Schreiben hat mir geholfen, langsam aus dem Hass und der Verbitterung herauszufinden, aber es hat dennoch sehr viele Übungen gebraucht, bis ich unsere Situation wenigstens halbwegs akzeptieren konnte. Heute hilft mir die Schreibübung, unklare Gefühle für mich zu klären und mich mit vermeintlichen Ungerechtigkeiten des Lebens auszusöhnen.

*Versöhnen Sie sich mit den vermeintlichen Ungerechtigkeiten des Lebens*

### *Wo kann ich mehr darüber lesen?*
Zu diesem Thema habe ich leider keine Literatur gefunden.

## *Stilleübung*

### *Was ist das/Worum geht's?*
Stille ist etwas Seltenes geworden in unserer lärmenden, hektischen und lauten Welt. Wann haben Sie zuletzt morgens die Vögel singen gehört? Wann sind Sie zuletzt eingeschlafen in vollkommener Stille?
Stille ist beinahe bedrohlich für uns moderne Menschen. Wir versuchen ihr zu entkommen, wo immer wir können. Und wenn wir ihr doch einmal ausgesetzt sind, wird es uns schnell unbehaglich oder (nachts im Dunkeln) sogar unheimlich. Wir schalten das Radio ein und sind beruhigt, abgelenkt. Abgelenkt wovon eigentlich? Was verursacht Ihnen Unbehagen oder Angst, wenn es ganz still ist?

*Vollkommene Stille erscheint uns bedrohlich*

### *Wann Sie das tun/nutzen sollten*
- Wenn Sie das dringende Bedürfnis nach einer Pause haben
- Wenn Ihnen alles zu viel wird
- Wenn Sie gar nicht mehr wissen, wo Ihnen der Kopf steht
- Wenn Sie sich lustlos fühlen, müde und deprimiert
- Wenn Sie müde, erschöpft, ängstlich oder aufgeregt sind

Ein paar Minuten reichen schon, damit Sie sich besser fühlen. Und machen Sie sich bitte keine Vorwürfe: Sie flüchten sich nicht in Fantasien, sondern nutzen im Gegenteil aktiv Ihre Fantasie, um aufzutanken!

### Das brauchen Sie/müssen Sie tun zur Vorbereitung
Suchen Sie sich einen ruhigen Ort, an dem Sie eine Weile ungestört sein können.
Setzen Sie sich hin und schließen Sie die Augen. Lassen Sie alle Gedanken, die kommen, einfach weiterziehen. Genießen Sie die kleine Pause, die Ruhe, die Sie sich gerade gönnen – denken Sie nicht an die Wäscheberge, das Mittagessen oder den Streit mit der Nachbarin von heute Morgen. Nach und nach wird auch Ihr Geist ruhiger werden. Für den Anfang reicht es, diese Übung nach ein paar Minuten zu beenden.
Später können Sie sie weiter ausdehnen. Vielleicht schaffen Sie sich in Gedanken einen Rückzugsort, einen Ort der Stille, des Friedens und des Auftankens. Lassen Sie Ihre Fantasie spielen. Wo würden Sie sich wohl fühlen – am Meer, in den Bergen, vielleicht auf einer großen Blumenwiese oder einer kleinen Lichtung im Wald? Ihrer Vorstellungskraft sind keine Grenzen gesetzt.
Schaffen Sie sich den idealen Platz. Malen Sie ihn sich aus in leuchtenden Farben, gestalten Sie ihn so schön, wie Sie nur können. Achten Sie besonders auf Sicherheit und Geborgenheit. Dies ist Ihr innerster geheimer Ort, wo Sie optimal aufgehoben sind.

*Schaffen Sie sich in Gedanken einen Ort der Stille und des Friedens*

Mit der Zeit werden Sie merken, dass Sie nicht erst in einen ruhigen Raum gehen und die Augen schließen müssen, um an Ihren Ort zu gelangen. Es reicht schon, kurz die Augen zu schließen und ihn sich vorzustellen.

## Zusammenfassung

Gönnen Sie sich regelmäßig ein paar Minuten der Stille, damit Sie besser fertig werden mit Ihrem Alltag

## Meine eigenen Erfahrungen

*Finden Sie heraus, was Ihre Kraftstunde ist und nutzen Sie sie zum Auftanken*

Ich habe herausgefunden, dass meine »Kraftstunde« in den frühen Morgenstunden liegt. Wenn alle im Haus noch schlafen, kurz bevor die Sonne aufgeht, gehe ich in mein Zimmer auf dem Dachboden, schaue aus dem Fenster und genieße die Stille. Es fahren nur wenige Autos, die ersten Vögel singen, alles ist noch ruhig. Diese Zeit nutze ich zum Kraftschöpfen für den Tag.

Als ich durch Marc Leons Krankheit nur sehr wenig Schlaf bekommen habe, saß ich oft völlig erschöpft morgens am Fenster. Aber auch in diesen Zeiten gab die Stille des Morgens mir neue Kraft und neuen Mut für den Tag, der vor mir lag. Der Sonnenaufgang, den ich jeden Morgen als ein Wunder empfand, barg für mich ein Versprechen. Egal, wie schlimm die Nacht war, jetzt geht die Sonne auf und die Welt wird hell und licht.

## Wo kann ich mehr darüber lesen?

NORRIS, KATHLEEN:
Als mich die Stille rief. Eine Begegnung mit klösterlicher Spiritualität, Goldmann Verlag, München 1999
*Die Erlebnisse einer amerikanischen Schriftstellerin in einem Benediktinerkloster.*

OHALLORAN, MAURA:
Im Herzen der Stille. Aufzeichnungen einer Zen-Schülerin, Fischer Verlag, Frankfurt 1997
*Tagebuchauszüge und Briefe, die in das Leben der Zen-Mönche Einblick geben.*

# Tagebuch

*Was ist das/Worum geht's?*
»Regelmäßig Tagebuch schreiben? Auch das noch!« werden Sie jetzt vielleicht sagen, liebe Leserin. Ich möchte es Ihnen trotzdem vorschlagen
- als Mittel, noch einmal auf den Tag zurückzuschauen und ihn dann zu verabschieden
- als Möglichkeit, sich wenigstens ein paar Minuten am Tag mit sich selbst zu beschäftigen
- als kleine Quelle der Ruhe und Besinnung

*Warum regelmäßig Tagebuch schreiben?*

Ich selbst habe mir angewöhnt, mich abends, wenn die Kinder schlafen und die Arbeit erledigt ist, für einen Moment hinzusetzen und aufzuschreiben, was war. Mit etwas Abstand zum Tag und aus der Ruhe heraus sieht das eine oder andere doch ganz anders aus. Häufig stellte ich fest,
- dass ich heute trotz all der Belastung nicht so deprimiert war wie sonst
- dass z. B. der Spaziergang mit den Kindern mir richtig gut getan hat
- dass ich eine Arbeit begonnen und auch zu Ende gebracht habe

Wie steht es mit Ihnen? Wie war Ihr Tag? Wie klein Ihre »Leistungen« auch gewesen sein mögen, schreiben Sie sie auf. In der nächsten Krise können Sie gerade aus all diesen kleinen Erfolgen neue Kraft schöpfen.

*Halten Sie in Ihrem Tagebuch kleine Erfolge fest und schöpfen Sie Kraft daraus*

*Ihr Tagebuch hört Ihnen geduldig zu*

Außerdem ist ein Tagebuch ein geduldiger Zuhörer. Wenn Sie nicht schon wieder Ihrem Mann oder Ihrer Freundin erzählen wollen, wie elend Sie sich fühlen, schreiben Sie es auf. Niemand verzieht das Gesicht oder versucht Sie abzulenken und auf positive Gedanken zu bringen, die Sie vielleicht gar nicht haben wollen.

### Wann Sie das tun/nutzen sollten

Am Abend, wenn die Kinder schlafen, frühmorgens, bevor sie aufstehen, oder zu jeder anderen Tageszeit, wenn Sie eine halbe Stunde Zeit und Muße haben.

### Das brauchen Sie/müssen Sie tun zur Vorbereitung

- Kaufen Sie sich ein besonders schönes Buch. Ich bevorzuge das DIN-A4-Format, weil sich darin auch größere ausgeschnittene Bilder oder Artikel gut einkleben lassen
- Legen Sie an einem ruhigen, gemütlichen Ort einen Füllfederhalter, Buntstifte, eine Schere und einen Klebestift bereit
- Wenn Sie einen eigenen Schreibtisch haben, schmücken Sie ihn mit einem Bild, das Sie mögen, einem Blumenstrauß, einer Kerze – was immer Ihnen Freude macht
- Vielleicht haben Sie einen tragbaren Kassettenrecorder oder CD-Player, dann können Sie beim Schreiben Ihre Lieblingsmusik hören

Schreiben Sie außer Ihren Erlebnissen vom Tage auch Gedichte oder Zitate in Ihr Buch, Aussprüche der Kinder etc.

Kleben Sie Bilder oder Fotos ein, die Ihnen viel bedeuten. In Katalogen und Zeitschriften finden Sie reiche Auswahl. Ich suche mir dort Bilder vom Strand, von schönen Gärten, von Städten, die ich gern einmal besuchen, und Ländern, die ich gern kennen lernen möchte.
Besorgen Sie sich Aufkleber. In Schreibwarengeschäften und Kaufhäusern finden Sie eine Riesenauswahl.
Trocknen Sie Blüten oder kleine Blumen, pressen Sie Blätter und kleben Sie sie ein.
Malen oder zeichnen Sie in Ihr Tagebuch, was Ihnen in den Sinn kommt.

*Gestalten Sie Ihr Tagebuch zu einem Kunstwerk*

## *Zusammenfassung*

Erlauben Sie sich, kreativ und verspielt zu sein. Vertrauen Sie die Nöte, aber auch Freuden Ihres Lebens mit einem Neurodermitis-Kind Ihrem Tagebuch an. Dieses Zwiegespräch wird Ihnen Kraft geben und Mut machen. Machen Sie aus Ihrem Tagebuch ein kleines persönliches Kunstwerk.

## *Meine eigenen Erfahrungen*

Das allabendliche Schreiben in mein Tagebuch war für mich eine wohl tuende Zeit des Rückzugs. Die Kinder schliefen (mein Mann kümmerte sich abends um Marc Leon, wenn er nicht einschlafen konnte), die Arbeit war erledigt und dann hatte ich endlich Zeit für mich. Auch, wenn ich sehr müde und erschöpft war, ein paar Minuten Zeit nahm ich mir immer, um in meinem selbst gestalteten Buch zu blättern, um Fotos oder Bilder aus Zeitschriften und Katalogen einzukleben, um etwas zu malen, oder zu schreiben. Fröhliche Farben, anspre-

*Gönnen Sie sich einen Rückzug vom Tag*

> *Sammeln Sie in Ihrem Tagebuch kleine Momente der Freude*

chende Bilder oder der Schriftzug meines Füllfederhalters auf dem weißem Papier schenkten mir kleine Momente der Freude, die ich als Erinnerungen sammelte.

Heute blättere ich manchmal in all den Büchern, die ich in der Zeit von Marc Leons Krankheit gestaltet habe. Und ich bin jedes Mal wieder erstaunt über die Kreativität, die Geduld und all die sorgfältige Arbeit, die in ihnen steckt.

### *Wo kann ich mehr darüber lesen?*

Literatur hierzu habe ich leider nicht gefunden. Aber Sie brauchen eigentlich auch keine weitere Anleitung. Lassen Sie Ihrer Fantasie und Ihrer Kreativität freien Lauf.

# Visualisieren

### Was ist das/Worum geht's?
Shakti Gawain hat in ihrem Buch »Stell dir vor – Kreativ visualisieren« sehr schön beschrieben, was kreativ visualisieren bedeutet. Hier ein Auszug:
»Kreatives Visualisieren ist eine Methode, deine Vorstellungskraft zu nutzen, um das zu verwirklichen, was du in deinem Leben willst. Es handelt sich beim *kreativen Visualisieren* keineswegs um etwas Neues, Fremdartiges oder Ungewöhnliches. Du wendest es bereits täglich an, ja in jeder Minute. Es ist deine natürliche Kraft der Vorstellung, die schöpferische Ur-Energie des Universums, die du ständig benutzt, ob nun bewusst oder unbewusst.«
Die meisten Menschen schaffen sich ihre Lebensumstände unbewusst. Sie glauben, dass Mangel, Krankheit und Schwierigkeiten zum Leben gehören. Kreatives Visualisieren hilft, das zu schaffen, was man sich wirklich wünscht: Gesundheit, Wohlstand und vor allem inneren Frieden.

*Die Bedeutung der Vorstellungskraft für das Erreichen unserer Ziele*

### Wann Sie das tun sollten
Ein Beispiel für die praktische Anwendung:
Ihr Kind sieht gerade mal wieder ganz schlimm aus. Die Haut ist blutig gekratzt, teilweise entzündet, das Kind weint viel und schläft wenig. Was können Sie tun, um

dem Kind und sich selbst zu helfen? Nehmen Sie sich eine Auszeit, entspannen Sie sich tief, fühlen Sie, wie Sie allmählich ruhiger werden. Jetzt stellen Sie sich vor, Ihr Kind ist ganz gesund. Alle Ausschläge sind verheilt, ohne eine Narbe zu hinterlassen, seine Haut ist wunderbar weich und glatt, es winkt ihnen lächelnd zu. Lassen Sie innerlich das Gefühl zu, dass dieses geistige Bild möglich ist, dass es jetzt schon Wirklichkeit sein könnte.

*Entwerfen Sie das Bild eines gesunden Kindes*

Nein, liebe Leserin, Sie sollen sich nichts vormachen. *Jetzt* geht es Ihrem Kind schlecht, da haben Sie Recht. Aber bitte schaffen Sie wenigstens gedanklich das Bild eines gesunden Kindes. Es wird Ihnen helfen und Ihrem Kind auch.

Wiederholen Sie diese kurze, einfache Vorstellungsübung mehrmals am Tag, so oft Sie mögen. Wenn es Ihnen mit diesem Wunsch ernst ist und Sie für eine Veränderung wirklich offen sind, werden Sie bald merken, dass sich etwas verändert.

*Aktivieren Sie Ihre eigenen Heilkräfte und die Ihres Kindes*

Ich weiß, dass das viel von Ihnen verlangt ist. Trotzdem möchte ich Sie bitten, diese Übung auszuprobieren. Sie aktivieren damit Ihre eigenen Heilungskräfte und die Selbstheilungskräfte Ihres Kindes.

Im Folgenden möchte ich Ihnen einige Gesetzmäßigkeiten erklären, die wichtig sind für das Verständnis des kreativen Visualisierens.

- *Das Gesetz der Schwingung*
  Alles bewegt sich, nichts steht still, alles befindet sich in Schwingung. Diese Schwingung lässt sich verändern. Gedanken zum Beispiel sind eine relativ feine, leichte Form von Energie und daher eher schnell und leicht zu ändern. Wir sind alle Bestandteil eines großen Energiefeldes und daher ist es auch verständ-

*Visualisieren*

lich, dass die Menschen um Sie herum verändert scheinen, wenn Sie sich bzw. Ihre Gedanken verändern. Bemühen Sie sich eine Zeit lang, jeden negativen Gedanken durch einen positiven zu ersetzen. Sie brauchen den negativen Gedanken nicht zu verdrängen, lassen Sie ihn stehen und setzen Sie einen positiven daneben. Beobachten Sie, was passiert!

*Ersetzen Sie jeden negativen Gedanken durch einen positiven*

- *Das Gesetz der Resonanz*
  Alles, was du aussendest, kehrt verstärkt zu dir zurück. So lässt sich in einem Satz dieses Gesetz zusammenfassen. Jeder kann nur das anziehen, was seiner augenblicklichen Schwingung entspricht. Damit lässt sich zum Beispiel erklären, warum Sie Ihren Alltag scheinbar mühelos bewältigen, wenn Sie sich gut fühlen, und warum alles schief geht, wenn es Ihnen sowieso schon nicht gut geht. Ihre vorherrschenden Gedanken, Gefühle und Einstellungen bestimmen sozusagen die geistige Atmosphäre um Sie herum. Bemühen Sie sich immer wieder um innere Ruhe und Frieden. Mit der Zeit fällt Ihnen das immer leichter und die Welt um Sie herum verändert sich zum Positiven.

*Alles, was Sie aussenden, kehrt zu Ihnen zurück*

- *Das Gesetz der Imagination*
  In seinem Buch »Die geistigen Gesetze« sagt Kurt Tepperwein: »Ein Maler malt ein Bild, das er in sich sieht. Das Leben macht es genauso. Es schafft die Lebensumstände, die wir als inneres Bild sehen und festhalten.« Wenn es so ist, dann entscheiden *Sie* doch, liebe Leserin, wie Ihre Welt aussehen soll. Stellen Sie sich vor, Ihr Leben ist voller Liebe, Licht und Freude. Glauben Sie daran. Fühlen Sie es. Unweigerlich wird es über kurz oder lang so sein.

### Das brauchen Sie/müssen Sie tun zur Vorbereitung

Was immer Sie sich vorstellen möchten, entspannen Sie sich zunächst und bitten Sie um die Erlaubnis (oder geben Sie sich selbst die Erlaubnis), es auch zu bekommen. Damit haben Sie gleich eine mögliche Blockade aus dem Weg geräumt.

*Visualisierung – die einzelnen Schritte*

*So gelingt das Visualisieren*

1. Entspannen Sie sich.
2. Setzen Sie sich ein Ziel: Gesundheit, Lebensfreude, liebevolle Beziehungen, Versöhnung mit einem bestimmten Menschen usw.
3. Malen Sie sich dieses Ziel so genau wie möglich aus. Schmücken Sie es mit so vielen Einzelheiten aus, wie Ihnen einfallen.
4. Beenden Sie diese Visualisierung mit dem Satz: »Dieses oder etwas Besseres manifestiert sich nun für mich auf völlig befriedigende und harmonische Weise zum Wohl aller Beteiligten.«
5. Konzentrieren Sie sich im Laufe des Tages immer wieder kurz auf dieses Ziel, besonders aber morgens vor dem Aufstehen und abends vor dem Schlafengehen.
6. Geben Sie diesem Ziel positive Energie. Seien Sie guten Mutes. Wenn Sie zweifeln, sagen Sie sich, der Glaube versetzt Berge. Glauben Sie an die Kraft des Herzens. Machen Sie sich bewusst, welche Ziele Sie schon erreicht haben. Loben Sie sich dafür, seien Sie stolz auf Ihre Leistung und vergessen Sie nicht, sich zu bedanken – bei Gott, beim Universum, an was auch immer Sie glauben.

### Wann Sie das tun/nutzen sollten

Wann immer Sie Freude daran haben.

*Zusammenfassung*
Glauben Sie daran, dass Ihre Situation sich zum Positiven verändern kann. Malen Sie sich das in den schönsten Farben aus.

»Jeder Augenblick deines Lebens
ist unendlich schöpferisch,
und das Universum
ist freigebig ohne Unterlass.
Bring eine Bitte nur klar
genug zum Ausdruck,
und alles, was dein Herz begehrt, wird zu dir kommen.«
*(Zitat aus Shakti Gawains »Stell dir vor – Kreativ visualisieren«)*

*Meine eigenen Erfahrungen*
Wenn die Welt grau und trostlos erscheint, ist es ganz schön schwierig, positiv zu denken. Es braucht sehr viel Überwindung, schöne Situationen zu visualisieren, wenn weit und breit kein Anlass zum Optimismus da ist. Ich habe es trotzdem immer wieder versucht, auch wenn ich mir selbst dabei sehr skeptisch über die Schulter geschaut habe. Wenn man ein bisschen durchhält, wird es tatsächlich einfacher. Es ist, als hätte plötzlich jemand das Licht angezündet. Die äußere Situation ist immer noch dieselbe wie vorher, aber Sie beginnen zu glauben, es könnte vielleicht doch besser werden. Überzeugt von der Wirksamkeit des kreativen Visualisierens hat mich schließlich die Bemerkung einer Freundin: »Es wird nur besser, wenn du *glaubst*, dass es das wird. Und dafür musst du zunächst ein Bild entwerfen.«

*Es wird nur besser, wenn Sie daran glauben, dass es besser wird*

Ich übe das Visualisieren heute immer noch. Die Ergebnisse sprechen für sich.

### Wo kann ich mehr darüber lesen?
GAWAIN, SHAKTI:
Stell dir vor. Kreativ visualisieren, Rowohlt Verlag, Reinbek 1986

# *Wutarbeit*

### *Was ist das/Worum geht's?*
Wut ist eines unserer machtvollsten Gefühle. Leider haben wir nicht gelernt, auf gesunde Art damit umzugehen. Wir verdrängen unsere Wut, werden gereizt, müde oder gar krank. Oder wir leben sie aus auf eine zerstörerische Art und befinden uns ständig im Konflikt mit den Menschen um uns herum.

Als Mutter eines Neurodermitis-Kindes werden Sie immer wieder an Ihre Grenzen kommen und oft schlägt Ihre Hilflosigkeit und Verzweiflung dann in blanke Wut um. Erschrecken Sie nicht darüber, das ist eine sehr gesunde Reaktion. Lassen Sie uns gemeinsam anschauen, was Sie tun können, um diese enorme Kraft positiv zu nutzen.

> *Nutzen Sie die enorme Kraft Ihrer Wut für positive Veränderungen*

### *Wann Sie das tun/nutzen sollten*
- Wenn Sie sich unwohl fühlen und nicht wissen, was da in Ihnen brodelt
- Wenn Sie ständig gereizt sind
- Wenn Sie jemand sind, der für gewöhnlich seinen Zorn hinunterschluckt
- Wenn Ihr Kind sich mal wieder kratzt wie verrückt
- Spätestens dann, wenn Sie das nächste Mal spüren, wie die Wut in Ihnen hochkocht

### Das brauchen Sie/müssen Sie tun zur Vorbereitung

- Schaffen Sie sich einen Ort, an dem Sie ungestört sind.
- Dort sollten ein Teppichklopfer und ein Federbett oder eine alte Matratze bereitliegen (möglichst hoch gelagert, z. B. auf einer Truhe oder einem Sofa).
- Suchen Sie sich jemanden, der eine Zeit lang für Ihr Kind zuständig ist. Vielleicht Ihr Mann, wenn er nach Hause kommt, oder eine andere Bezugsperson.

Wenn Sie Wutarbeit in dieser Form noch nie gemacht haben, fällt Ihnen vielleicht der Anfang schwer. Nehmen Sie den Teppichklopfer in beide Hände, heben sie ihn hoch über den Kopf und bleiben Sie mit geschlossenen Augen einen Moment so stehen. Erinnern Sie sich an eine Situation im Zusammenhang mit der Neurodermitis, in der Sie sehr zornig waren. Lassen Sie den Zorn zu, ermutigen Sie ihn, ans Licht zu kommen. Hier und jetzt ist die Gelegenheit dafür. Öffnen Sie dann die Augen, holen Sie tief Luft und schlagen Sie zu. Schlagen Sie, so fest Sie können, stampfen Sie mit den Füßen, schreien Sie, so laut es geht, brüllen Sie alle Flüche, die Ihnen einfallen. Hören Sie nicht eher auf, bis Sie all Ihren Hass, all Ihre Ohnmacht und all Ihren Kummer rausgeprügelt und rausgebrüllt haben.

Fällt Ihnen der Anfang schwer, sagen Sie ein paar Mal nacheinander: »Ich bin wütend!« Spüren Sie Ihre Wut mit allen Sinnen. Lassen Sie sich von ihr überfluten. Wenn Ihnen das leichter fällt, stellen Sie sich einen Menschen vor, auf den Sie wütend sind. Schließen Sie die Augen, erinnern Sie sich an die Situation, die Ihre Wut ausgelöst hat, reden Sie den Menschen mit Namen an und sagen Sie: »Ich bin wütend auf dich, weil …« Wiederholen Sie das ein paar Mal und stei-

*Geben Sie Ihrem Zorn die Erlaubnis, sich zu zeigen*

## Wutarbeit

gern Sie jedes Mal die Lautstärke, bis Sie schließlich brüllen. Dann lassen Sie den Teppichklopfer mit voller Wucht auf die Matratze niedersausen. Übertreiben Sie ruhig! Lassen Sie Ihre Stimme kippen. Machen Sie aus einer Mücke einen Elefanten: »Dauernd sind alle Ampeln rot, wenn ich mal in die Stadt fahren will!« Jetzt ist alles erlaubt, was Sie in Kontakt mit Ihrem tiefsten Zorn bringt. Wissen Sie nicht genau, warum Sie eigentlich wütend sind, brüllen Sie einfach nur »Ich bin ja so wütend!«. So lange, bis Ihnen eine Situation einfällt.

Bitte achten Sie darauf, dass Sie Ihrer Wut mit Körper *und* Stimme Ausdruck verleihen. Ja, ich weiß, laut werden *ist* schwer, aber Sie werden sich schnell daran gewöhnen und es schließlich als befreiend empfinden.

*Drücken Sie Ihre Wut mit Körper und Stimme aus*

Wichtig ist, dass Sie *immer* mit den Füßen Bodenkontakt halten. Also zwischendurch immer wieder die Füße fest auf den Boden drücken und leicht federnd in die Knie gehen. Fällt Ihnen das schwer, lehnen Sie sich mit Rücken und Schultern gegen eine Wand oder gegen die Tür, gehen dann vorsichtig in die Knie, wobei der Rücken immer die Wand berühren sollte, und klopfen mit den Fäusten leicht von allen Seiten gegen Ihre Oberschenkel. Sie werden deutlich spüren, wie die Spannung abfließt.
Nach einer Zeit wird Ihre Wut langsam verebben. Holen Sie dann noch ein letztes Mal aus, schlagen Sie noch einmal mit aller Kraft auf die Matratze und rufen Sie: »Ich bin wütend, jawohl!«

*Lassen Sie die Spannung aus Ihrem Körper abfließen*

Wenn Sie sich ausgetobt haben, werden Sie ziemlich k.o. sein. Und erst mal ordentlichen Muskelkater bekommen. Gönnen Sie sich eine heiße Dusche und ruhen Sie sich eine Zeit lang aus. Atmen Sie tief ein und aus, legen Sie sich hin oder machen Sie es sich bequem. Wenn Sie das Gefühl haben, es ist jetzt gut, kehren Sie zu Ihrem kranken Kind zurück. Sie werden feststellen, dass Sie viel gelassener und entspannter mit ihm umgehen können, auch wenn es sich immer noch wie verrückt kratzt.

### Zusammenfassung

*Wut zeigt Ihnen Ihre Lebenskraft und Ihre Grenzen*

Wut ist kein schlechtes Gefühl, das unterdrückt oder geleugnet werden muss, sondern im Gegenteil ein sehr machtvolles Mittel, sich der eigenen (Lebens-)Kraft und der persönlichen Grenzen bewusst zu werden.

### Meine eigenen Erfahrungen

*Warum es uns so schwer fällt, unsere Wut herauszulassen*

Ich habe diese Übung sehr lange nicht gemacht,
- weil der Satz »So etwas tut man nicht« tief in mir verankert war.
  Mein Zorn brodelte immer weiter vor sich hin. Als ich es endlich fertiggebracht hatte, meine gute Erziehung zu vergessen, habe ich es als Befreiung empfunden, mich einmal richtig auszutoben.
- weil ich nicht wusste, was alles passieren würde.
  Das Schlimmste, was dabei herauskam, waren ein zerbrochener Teppichklopfer oder Blasen an den Händen. Aber ein Teppichklopfer lässt sich ersetzen. Neuerdings sehe ich wieder viele in den Geschäften. Wer weiß, was das zu bedeuten hat? Und Blasen an den Händen sind längst nicht so schlimm wie Blasen auf der Seele. Einmal habe ich mir heftig

den Fuß an einem Schrank hinter mir angestoßen. Seitdem sorge ich dafür, dass um mich herum genügend Platz ist.
- weil ich Angst vor der Reaktion meiner Familie hatte. Ich kann Ihnen versichern, dass alle, die Ihr Toben gehört haben, in den nächsten Tagen sehr vorsichtig mit Ihnen umgehen werden. Rücksichtnahme ist hier völlig fehl am Platz.
- weil mir mein Gebrüll peinlich war. Ich bin schließlich darauf gekommen, einfach die Musik aufzudrehen. Laute Musik ist gesellschaftlich scheinbar eher akzeptiert als lautes Gebrüll.

Diese Übung ist für mich auch heute noch eine der hilfreichsten Methoden überhaupt, mit aufgestauten Gefühlen fertig zu werden. Sie bringt mich hin zu mir selbst, zu meinen Gefühlen, auch zu denen, die ich mir sonst nicht eingestehen würde.

*Die Wutarbeit holt Gefühle hervor, die Sie sich sonst nicht eingestehen würden*

### *Wo kann ich mehr darüber lesen?*
EHRHARD, UTE:
- Gute Mädchen kommen in den Himmel, böse überall hin. Warum Bravsein uns nicht weiterbringt, Wolfgang Krüger Verlag, Frankfurt 1994
- Und jeden Tag ein bisschen böser. Das Handbuch zu »Gute Mädchen kommen in den Himmel, böse überall hin«, Wolfgang Krüger Verlag, Frankfurt 1996
*Zwei sehr empfehlenswerte Bücher, locker und frech geschrieben, besonders hilfreich für Frauen im Beruf.*

LERNER, HARRIET GOLDHOR:
- Wohin mit meiner Wut? Neue Beziehungsmuster für Frauen, Fischer Verlag, Frankfurt 1992

- Zärtliches Tempo. Wie Frauen ihre Beziehungen verändern, ohne sie zu zerstören, Fischer Verlag, Frankfurt 1992
*Zwei sehr ansprechende und erfreulich konstruktive Bücher, die ich Ihnen besonders ans Herz legen möchte!*

# *Yoga*

*Was ist das/Worum geht's?*
An was denken Sie zuerst, liebe Leserin, wenn Sie das Wort Yoga hören? Komplizierte Akrobatik, Weltabgewandtheit, Askese? Ich kann Sie beruhigen: Yoga ist nichts von alledem. Sie können es eher verstehen als ein sehr altes, umfassendes System für ganzheitliche Gesundheit mit konkreten Anweisungen, wie Sie Bewusstwerdung und Selbstfindung üben können. Die Grundpfeiler des Yoga sind Atmung, Entspannung, Konzentration und die so genannten Āsanas, die Körperübungen.

*Was Yoga wirklich ist*

*Atemübungen*
Von den zahlreichen Atemübungen, die sich in der Yoga-Lehre finden, möchte ich Ihnen nun eine vorstellen, die ich sehr hilfreich finde, wenn Sie unter Spannung stehen und nicht loslassen können. Die so genannte Wechselatmung harmonisiert den gesamten Organismus und ist sehr hilfreich bei Spannungskopfschmerz.

*Eine Atemübung, die ich besonders hilfreich finde*

*Durchführung*
Atmen Sie durch ein Nasenloch ein und halten den Atem an. Atmen durch das andere Nasenloch aus. Durch dasselbe Nasenloch, durch das Sie ausgeatmet haben, erfolgt dann wieder die Einatmung.

**Ein spezieller Atemrhythmus**

Die harmonisierende Wirkung wird durch das Ansprechen von Energiebahnen im Körper und durch den Atemrhythmus erzielt. Beginnen Sie mit dem Rhythmus 2:4:4, d.h. 2 Sekunden einatmen, 4 Sekunden eingeatmet Luft anhalten, 4 Sekunden ausatmen usw.

Hier jetzt noch einmal die genaue Anleitung:
- Atmen Sie durch das linke Nasenloch ein (2 Sekunden), indem Sie das rechte mit dem Daumen verschließen
- Schließen Sie mit den Ringfinger nun auch das linke Nasenloch und halten den Atem an (4 Sekunden)
- Atmen Sie durch das rechte Nasenloch aus, indem Sie das linke geschlossen halten (4 Sekunden)
- Atmen Sie durch das rechte Nasenloch wiederum ein, während Sie das linke mit dem Ringfinger geschlossen halten (2 Sekunden)
- Halten Sie den Atem an, schließen Sie beide Nasenlöcher (4 Sekunden)
- Atmen Sie links aus, indem Sie das rechte Nasenloch mit dem Daumen verschließen (4 Sekunden)
- Wiederholen Sie diese Folge etwa zehn Mal.

*Das Sonnengebet*

**Eine Yogaübung für den Tagesbeginn**

Dies ist von allen Āsanas, die ich kenne, meine erklärte Lieblingsübung. Das Sonnengebet (auch »Gruß an die Sonne« genannt) ist ein Übungszyklus, der seine Wurzeln in alter Zeit hat, als die Sonne als Lebensspenderin verehrt wurde. Die Übungsfolge umfasst zwölf Positionen, die den ganzen Körper beleben und körperliche und seelische Kraft und Harmonie verleihen. Ursprünglich wurden sie frühmorgens mit Blick auf die Sonne durchgeführt, sie wirken aber auch zu jeder anderen Tageszeit.

**Die verschiedenen Positionen**

- Position 1
  Stehen Sie aufrecht mit geschlossenen Beinen, die Hände vor dem Herzen gefaltet
- Position 2
  Einatmend strecken Sie die dicht aneinander liegenden Arme so weit wie möglich über den Kopf nach hinten und dehnen den Körper bis in die Fingerspitzen
- Position 3
  Ausatmend mit ausgestreckten Händen nach vorn beugen zur Stellung »Kniekuss«; anzustreben ist, dass die Handflächen neben den Füßen auf dem Boden aufliegen, die Beine bleiben gestreckt
- Position 4
  Aus der Hocke heraus einatmend das linke Bein nach hinten strecken, Zehen aufstellen. Das Knie berührt den Boden. Stützen Sie sich mit Händen oder Fingerspitzen am Boden ab. Das rechte Bein ist angezogen. Den Kopf nach oben richten. Die linke Körperhälfte ist nun von der Ferse bis zum Hals gedehnt
- Position 5
  Atem anhalten und nun auch das rechte Bein nach hinten strecken – der Po wird dabei angehoben, der Kopf schaut zu Boden, die Fersen werden abgesenkt, bis sie auf dem Boden aufliegen; das nennt man die »Dach«-Stellung
- Position 6
  Ausatmend den Körper senken. Dabei berühren Knie, Brust und Stirn den Boden. Der Po ist leicht angehoben – diese Stellung hält die Wirbelsäule elastisch

- Position 7
  Einatmend den Oberkörper aufrichten. Achten Sie darauf, dass die Ellbogen nicht durchgedrückt werden; Becken und Unterbauch bleiben in Bodenkontakt
- Position 8
  Ausatmend das Gesäß so hoch wie möglich heben und versuchen, die Fersen zum Boden zu senken. Den Kopf dem Boden nähern; dies ist die »Dach«-Stellung, s. Position 5
- Position 9
  Einatmend den linken Fuß nach vorn zwischen die Hände stellen und nun entgegengesetzt zu Position 4 das rechte Bein nach hinten strecken
- Position 10
  Ausatmend sich aufrichten zur Stellung »Kniekuss«, s. Position 3 – die Beine sind gestreckt, der Kopf nähert sich den Knien, die Handflächen liegen neben den Füßen auf dem Boden auf; wenn Ihnen das nicht möglich ist, umfassen die Hände die Knöchel
- Position 11
  Mit langsamer Einatmung den Oberkörper aufrichten und, mit den Armen über dem Kopf (ausgestreckt und dicht aneinander liegend), weit nach hinten dehnen, entsprechend der Position 2
- Position 12
  Ausatmend wieder die Hände vor dem Körper falten, s. Position 1

*Die Übung mehrmals wiederholen*

Das Sonnengebet sollten Sie, wenn Ihnen die einzelnen Elemente vertraut sind, in einem Bewegungsfluss ohne Pause mehrere Male hintereinander durchführen; die Dauer bestimmen Sie selbst. Wenn Sie die erste Folge mit dem linken Bein nach rückwärts gestreckt begonnen haben, so wechseln Sie in der zweiten Folge und beginnen mit dem rechten Bein. Sie können das Sonnengebet als rein körperliche Übung durchführen und werden die heilsame und kräftigende Wirkung auf den Körper erleben. Gleichzeitig werden Sie aber auch Auswirkungen auf Ihre Gemütsverfassung feststellen. Wenn Sie frühmorgens zu Depressionen neigen und manchmal Angst vor dem kommenden Tag empfinden, dann beginnen Sie ihn auf jeden Fall mit dem Sonnengebet und Sie werden Kraft und innere Stärkung erfahren.

*Die Wirkungen des Sonnengebetes*

*Wann Sie das tun/nutzen sollten:*
- Möglichst täglich zur Harmonisierung und Stärkung
- Auf jeden Fall, wenn Sie ängstlich oder verzagt sind

*Das brauchen Sie/müssen Sie tun zur Vorbereitung*
Nehmen Sie sich ein paar Minuten Zeit und ziehen Sie sich zurück an einen Ort, an dem Sie genügend Bewegungsfreiheit haben.

*Zusammenfassung*
Nutzen Sie Yoga zur persönlichen Stärkung und Entwicklung. Wenn diese Einführung Ihnen gefallen hat, schauen Sie in das Programm Ihrer Volkshochschule oder eines Gesundheitshauses. Dort werden regelmäßig Yoga-Kurse angeboten.

*Meine eigenen Erfahrungen*
Wenn ich mich körperlich zerschlagen fühlte, und das war in den schlimmen Zeiten mit Marc Leon fast

*Yogaübungen harmonisieren und beleben*

immer der Fall, half mir Yoga, mich wieder wohler in meinem Körper zu fühlen. Ich empfand die Übungen als harmonisierend und belebend. Nach einer Übungsfolge lösten sich Verspannungen im Körper, und ich hatte das Gefühl, wieder mehr Energie zu haben.

Morgens habe ich gern den Gruß an die Sonne geübt. Oft sehr müde und zerschlagen, deprimiert oder lustlos, aber immer habe ich mich danach besser gefühlt. Und der Start in einen neuen anstrengenden Tag erschien mir nicht mehr ganz so schrecklich.

### *Wo kann ich mehr darüber lesen?*

HIRSCHI, GERTRUD:
Yoga für Seele, Geist und Körper. Übungen für 52 Wochen, Hermann Bauer Verlag, Freiburg 1993
*Eine ganzheitlich angelegte Übungsfolge mit Visualisierungen, Affirmationen und Übungskarten sowie kompaktem, gut verständlichem Hintergrundwissen.*

LSYEBETH VAN, ANDRE:
- Yoga für Menschen von heute, Mosaik Verlag, Berlin 1982
  *Das Standardwerk zum Thema Yoga.*
- Durch Yoga zum eigenen Selbst, Verlag Otto Wilhelm Barth, Weilheim
  *Empfehlenswert für ein vertieftes Verständnis von Yoga.*

SEITZ, ANAND KAUR:
Kundalini-Yoga, Rowohlt Verlag, Frankfurt 1999
*Ein sehr liebevoll und einfühlsam geschriebenes Buch mit einer Einführung in die Chakren.*

WAESSE, HARRY:
Yoga für Anfänger, Verlag Gräfe und Unzer, München 1999
*Eine leicht verständliche Einführung in das Haṭha Yoga.*

WAGNER, CARMEN:
Yoga für Frauen, humboldt Verlag, München 1988
*Yoga als Begleiter durch die verschiedenen Phasen im Leben einer Frau.*

# Zilgrei

### Was ist das/Worum geht's?

*Mit der Zilgrei-Methode lassen sich Beschwerden des gesamten Bewegungsapparats behandeln*

Die Zilgrei-Methode ist benannt nach ihren Begründern, der Italienerin Adriana Zillo und dem deutschstämmigen amerikanischen Doktor der Chiropraktik Hans G. Greissing. Auf der Grundlage der Chiropraktik (zuerst die Wirbelsäule und das Becken ins Gleichgewicht bringen, bevor lokale Symptome behandelt werden) werden mit der Zilgrei-Methode Beschwerden des gesamten Bewegungsapparates von Kopf-, Schulter- und Nackenschmerzen über Ischias bis zur Skoliose behandelt. Außerdem hält Zilgrei in den letzten Jahren Einzug in Reha-Zentren, Suchtkliniken, Entbindungsstationen u. v. m. Die Methode an sich, eine Kombination aus recht einfachen Atem- und Bewegungsübungen, ist leicht zu erlernen und kann

*Zilgrei ist leicht zu erlernen*

vom Patienten in Selbstbehandlung durchgeführt werden.

### Wann Sie das tun/nutzen sollten
- Wenn Sie sich körperlich verspannt fühlen
- Wenn Ihre Atmung sehr flach ist und sie dadurch schnell müde werden
- Wenn Sie wiederkehrende Beschwerden des Bewegungsapparates haben
- Wenn Sie unter Verschleißsymptomen leiden

### Das brauchen Sie/müssen Sie tun zur Vorbereitung

- Erlernen Sie die korrekte Zilgrei-Atmung, die Grundlage der Zilgrei-Methode, die ich Ihnen gleich vorstellen werde. Sie lässt sich am besten in der Rückenlage mit halb geöffneten Lippen erlernen.
- Machen Sie sich zunächst gedanklich mit den Übungen vertraut, bevor Sie beginnen.
- Ziehen Sie vor Beginn der Übungen die Schuhe aus, legen Sie sämtlichen Schmuck und Ihre Uhr ab und achten Sie darauf, dass Ihre Kleidung Sie nicht einengt.
- Üben Sie nie direkt nach dem Essen, möglichst immer vorher oder morgens auf nüchternen Magen.
- Beginnen Sie bitte jede Übungsreihe mit dem Zilgrei-Selbsttest.
- Stellen Sie die so genannten Basis-Selbstbehandlungen, den Schwan und den Eisvogel, immer an den Anfang einer Selbstbehandlung.
- Sorgen Sie dafür, dass Sie während der paar Minuten Übungszeit ungestört sind.
- Bitte gehen Sie sorgsam und liebevoll mit sich um. Wenn Sie geduldig und nachsichtig mit sich selbst die Übungen regelmäßig durchführen, wird Ihr Körper von ganz allein wieder beweglicher.

### Zur Atmung

Wie bei allen Entspannungstechniken kommt es auch bei Zilgrei auf die richtige Atmung an. Die Grundlage der Zilgrei-Atmung ist die Bauchatmung. Bei der korrekten Ausführung wölbt sich beim Einatmen der Bauch nach vorne und der Brustkorb hebt sich. Entsprechend wird beim Ausatmen der Bauch eingezogen und der Brustkorb senkt sich. Wenn Sie sich nicht

*Wichtig:*
*Die Zilgrei-Atmung*

sicher sind, ob Sie es richtig machen, lassen Sie sich bitte von einem Zilgrei-Therapeuten anleiten. Die Übungen entfalten ihre Wirkung nur im Zusammenhang mit der richtigen Atmung.

Die zwei Phasen des Atemrhythmus, Einatmung und Ausatmung, werden hier in vier Stufen aufgeteilt:
1. Einatmen
2. Fünf Sekunden lang die Luft anhalten
3. Ausatmen
4. Fünf Sekunden lang pausieren
5. Erneutes Einatmen

*Zum Zilgrei-Test*

*Durch den Test bestimmen Sie, mit welcher Körperseite Sie arbeiten*

Diese einfache Art der Selbstuntersuchung ist notwendig, um herauszufinden, mit welcher Zilgrei-Bewegung Sie Ihre Beschwerden lindern können. Ein Beispiel: Sie haben schmerzhafte Verspannungen im Schulter-Nacken-Bereich. Wenn Sie bei der Selbstuntersuchung den Kopf nach rechts drehen, spüren Sie eine Blockade. Der Schmerz verstärkt sich. Drehen Sie dagegen Ihren Kopf nach links, verändert der Schmerz sich nicht, die Bewegung ist nicht eingeschränkt. Für unsere Übungen bedeutet das, dass Sie mit der linken Körperseite arbeiten. Sollten Sie bei beiden Drehbewegungen Schmerzen verspüren, üben Sie bitte an einem Tag mit der rechten und am nächsten Tag mit der linken Körperhälfte. Drehen Sie den Kopf nur so weit, wie es noch angenehm ist.

*Wichtiges für die Selbstbehandlung*

*Strengen Sie sich nicht an*

- Bitte strengen Sie sich *nicht* an. Bewegen Sie sich nur so, wie es Ihr Körper zulässt – sie sollten keine Beschwerden oder gar Schmerzen verspüren.

- Bleiben Sie während der Übungen ganz entspannt, atmen Sie gleichmäßig, bewegen Sie sich langsam und fließend, nie zu schnell oder ruckartig.
- Bewegen Sie nur den Körperteil, um den es in der jeweiligen Übung geht.
- Halten Sie beim Sitzen die Beine entspannt nebeneinander. Sie dürfen nicht gekreuzt oder gespreizt werden, es sei denn, die Übung schreibt es ausdrücklich vor.
- Wenn Ihre Gedanken zu wandern beginnen, holen Sie sie sanft zurück. Konzentrieren Sie sich, so gut Sie können, auf Ihren Körper. Sie können auch die Augen schließen, um sich besser konzentrieren zu können.
- Wenn möglich, üben Sie am offenen Fenster.
- Sollten Sie während einer Übung Unbehagen oder Schmerzen verspüren, kehren Sie vorsichtig in die Ausgangsstellung zurück und entspannen Sie sich. Stellen Sie die betreffende Übung vorläufig zurück.

Und hier nun einige Übungen:
*Schwan*
- fördert die Beweglichkeit der gesamten Wirbelsäule
- entspannt die Muskulatur
- hilft bei Kopfschmerzen, Hals-, Nacken- und Schulterproblemen

*Übung für Kopf, Hals, Nacken und Schultern*

Zilgrei-Test:
- Setzen Sie sich aufrecht und entspannt hin, die Augen blicken geradeaus.
- Drehen Sie Ihren Kopf langsam nach rechts.
- Kehren Sie langsam in die Ausgangsstellung zurück.
- Drehen Sie den Kopf langsam nach links.
- Kehren Sie langsam in die Ausgangsstellung zurück.

Führen Sie nun den *Schwan* zu der Seite hin aus, die Ihnen beim Test keine Probleme gemacht hat.
Beispiel: Sie hatten Schmerzen bei der Drehung nach rechts, also üben Sie die Drehung nach links.

1. Ausgangsstellung wie beim Test.
2. Drehen Sie Ihren Kopf langsam nach links, so weit, wie es Ihnen ohne Unbehagen möglich ist. Legen Sie dabei den Zeige- und den Mittelfinger der linken Hand leicht auf das Kinn.
3. Bleiben Sie fünf Atmungszyklen lang in dieser Stellung.
4. Kehren Sie in die Ausgangsstellung zurück.

*Übung für Rücken und Beine*

*Eisvogel*
- fördert die Beweglichkeit der gesamten Wirbelsäule
- entspannt die Muskulatur
- hilft bei Rückenschmerzen, Beinbeschwerden, Ischias und Hexenschuss

*Zilgrei-Test:*
- Setzen Sie sich aufrecht und entspannt auf eine nicht zu hohe und nicht zu weiche Fläche.
- Die Oberschenkel befinden sich parallel zum Boden.
- Stellen Sie die Füße fest auf den Boden.
- Öffnen Sie leicht die Knie.
- Kreuzen Sie die Arme locker über der Brust.
- Drehen Sie den Oberkörper langsam nach rechts.
- Kehren Sie in die Ausgangsstellung zurück.
- Drehen Sie den Oberkörper langsam nach links.
- Kehren Sie in die Ausgangsstellung zurück.

Führen Sie nun den *Eisvogel* zu der Seite hin aus, die Ihnen beim Test keine Probleme gemacht hat.

Beispiel: Sie hatten Schmerzen bei der Drehung nach links, also üben Sie die Drehung nach rechts.

1. Ausgangsstellung wie beim Test.
2. Drehen Sie den Oberkörper so weit wie möglich nach rechts.
3. Legen Sie dafür die rechte Hand an den hinteren Rand Ihrer Sitzgelegenheit, die linke Hand auf den rechten Oberschenkel.
4. Bleiben Sie fünf Atmungszyklen lang in dieser Stellung.
5. Kehren Sie langsam in die Ausgangsstellung zurück.

*Kranich*
- hilft bei Beschwerden im Kreuz-Lendenbereich und im Becken
- lindert auch Kopf- und Nackenschmerzen, die aus Verspannungen in diesem Bereich resultieren

Bitte höchstens einmal pro Woche ausführen!

*Übung für den Kreuz-Lendenbereich und das Becken*

*Zilgrei-Test*
- Stellen Sie sich gerade hin, ohne Schuhe, aufrecht, aber entspannt.
- Machen Sie mit dem rechten Bein einen Schritt nach vorn. Verteilen Sie das Gewicht gleichmäßig auf beide Beine.
- Kehren Sie in die Ausgangsstellung zurück.
- Machen Sie mit dem linken Bein einen Schritt nach vorn. Verteilen Sie das Gewicht gleichmäßig auf beide Beine.
- Kehren Sie in die Ausgangsstellung zurück.

Führen Sie nun den *Kranich* zu der Seite hin aus, die Ihnen beim Test keine Probleme gemacht hat.

Beispiel: Der Schritt nach vorn mit dem linken Bein bereitet Ihnen Schmerzen, also üben Sie mit dem rechten Bein.
1. Ausgangsstellung wie beim Test.
2. Machen Sie mit dem rechten Bein einen Schritt nach vorn. Verteilen Sie das Gewicht gleichmäßig auf beide Beine.
3. Bleiben Sie fünf Atmungszyklen lang in dieser Stellung.
4. Kehren Sie in die Ausgangsstellung zurück, indem Sie das linke Bein nach vorn stellen.

## Zusammenfassung

*Zilgrei beugt Verspannungen und Schmerzen vor*

Zilgrei ist ein einfaches und sehr wirkungsvolles Instrument zur Selbstheilung. Machen Sie es sich zur Gewohnheit, die Basisbehandlungen einmal täglich durchzuführen. So beugen Sie Verspannungen und Schmerzen vor.

## Meine eigenen Erfahrungen

*Heilung von Ischias-beschwerden durch Zilgrei*

Ich habe lange Zeit immer wieder Ischias-Beschwerden gehabt, die sich durch die Belastung durch Marc Leons Krankheit noch weiter verschlimmerten. An schulmedizinischen und alternativen Behandlungen hatte ich schon so ziemlich alles ausprobiert, als mir eine Heilpraktikerin von Zilgrei erzählte. Die Übungen sind wirklich sehr einfach durchzuführen und nehmen kaum Zeit in Anspruch. Schon nach zwei Wochen ging es mir viel besser, und ein paar Wochen später habe ich von meinem Ischias nichts mehr gespürt. Die Schmerzen sind auch nie wieder gekommen.

Wenn ich Marc Leon viel getragen hatte, waren oft Schultern, Nacken und Arme sehr verspannt. Auch hier wirkte Zilgrei sehr gut und verblüffend schnell.
Heute nutze ich die Übungen noch, wenn ich lange am Schreibtisch sitze oder wenig Zeit habe, Sport zu treiben.

*Auflösung von Verspannungen durch Zilgrei*

### *Wo kann ich mehr darüber lesen?*
ZILLO, ADRIANA/GREISSING, HANS G.:
- Neue Hoffnung Zilgrei. Schmerzfrei durch eine kombinierte Haltungs- und Atemtherapie, Mosaik Verlag, Berlin 1995
- Zilgrei gegen Kopf- und Nackenschmerzen, Mosaik Verlag, Berlin 1992
- Zilgrei gegen Rückenschmerzen, Mosaik Verlag, Berlin 1991

*All diese Bücher enthalten verblüffend einfache Übungen mit poetischen Namen, die Sie dauerhaft von Ihren Beschwerden befreien können.*

## *Alle bemitleiden mein Kind – und was ist mit mir?*

*Ihr krankes Kind steht immer im Mittelpunkt, Sie selbst nur am Rand*

Vielleicht will Ihnen Ihre Umgebung gar nichts Böses, aber Sie sind gekränkt: Ihr krankes Kind wird ständig bedauert, Sie selbst werden nicht zur Kenntnis genommen. Kaum jemand wird Sie fragen, wie es Ihnen denn geht, seelisch und körperlich. Was die Menschen interessiert, ist die Krankheit. Oder allgemein das Elend anderer Menschen. Sie als Mutter werden nur beachtet, wenn Sie auf sich aufmerksam machen oder das Gespräch darauf bringen, dass es Ihnen auch nicht gut geht. Dieses Buch ist natürlich eine Ausnahme. Hier stehen *Sie* im Mittelpunkt und Sie lesen es, um zu erfahren, wie es *Ihnen* besser gehen kann (und damit wird es natürlich auch Ihrem Kind besser gehen).

Wenn Sie erzählen, dass es Ihnen nicht gut geht, überlegen Sie sich gut, bei wem Sie das gefahrlos tun können.

Die Reaktionen, die Sie ernten werden, lassen sich aufteilen in:

*Reaktionen Ihrer Mitmenschen auf die Neurodermitis*

- Aufmunterungen der verharmlosenden Art, die Sie nicht ernst nimmt, im Stil von »Meinem Kind geht es auch schlecht, es hatte gerade ziemlich schlimm die Masern«
- Aufmunterungen der herabsetzenden Art wie »Es ist doch nicht lebensbedrohlich«

## Alle bemitleiden mein Kind – und was ist mit mir?

- so genannte gute Ratschläge, mit denen man in der Regel nichts anderes tun kann als sie weiterzugeben (deswegen übrigens sind es immer dieselben)

Eine besondere Variante sind Sätze wie »Die Frauen früher hatten alle viel mehr Kinder als ihr heute und die haben nicht so ein Tamtam gemacht!« Das ist besonders gemein, weil es Sie als Mutter in die Versager-Ecke stellt. Hier ein paar erprobte Argumente für den Ernstfall:

*Als Mutter in der Versagerecke*

- Die haben Ihre Kinder auch unbeaufsichtigt herumlaufen lassen oder aufs Feld geschickt zum Arbeiten
- Da waren die großen Kinder gezwungen, die Kleinen großzuziehen
- Jaja, früher war eben alles besser – auch die Mütter

Werden Sie erfinderisch. Legen Sie sich am besten ein Repertoire von treffsicheren Antworten auf alle möglichen Beleidigungen zu, aber auch auf die so genannten guten Ratschläge, die Sie im Laufe der Zeit zu hören bekommen werden. Das ist die beste Methode, damit umzugehen. Üben Sie Ihre Antworten mit jemandem, das gibt Ihnen enorme Sicherheit. Denn – traurig, aber wahr – solche dummen Sprüche werden Sie genau dann besonders häufig hören, wenn Sie gerade sowieso schon völlig fertig sind. Das scheint eine Gesetzmäßigkeit zu sein.

*Legen Sie sich passende Antworten zurecht*

Ein anderer sehr beliebter Spruch ist: »Steck das Kind in sein Bett und mach die Tür zu, dann kannst du schlafen!«

Haha! Abgesehen davon, dass die wenigsten Menschen die räumlichen Möglichkeiten dazu haben, ist diese Vorgehensweise lediglich dazu geeignet, der Mutter den Rest zu geben und das Kind zu brechen.

*Rat und Hilfe für Mütter von Neurodermitis-Kindern*

*Das Kind schreien lassen?*

Wenn Sie Glück haben, können Sie tatsächlich schlafen, aber ehrlich: Wollen Sie das unter diesen Umständen?

In der Regel hören Sie diesen Satz von den eher harten Müttern, die sich ständig von Ihren Kindern abgrenzen müssen und deren Kinder schon sehr früh lernen, wer in der Familie das Sagen hat. Denken Sie sich auch dazu ein paar Kommentare aus. Mit ein bisschen Übung wird Ihnen was Passendes einfallen.

Diese Mütter werden Sie auch recht bissig darauf aufmerksam machen, dass Ihr Kind völlig verzärtelt ist. Sie gehören zu der leider immer noch nicht ausgestorbenen Sorte Menschen, die nur zu gern verkünden, dass Schreienlassen und gelegentliche Schläge als Erziehungsmaßnahmen noch keinem Kind geschadet haben. Als Argument dafür führen sie dann an, ihnen hätte das schließlich auch nicht geschadet.

*Reaktion auf unsinnige Ratschläge*

Solche Ratschläge für den Umgang mit einem kranken Kind sind natürlich völliger Unsinn. Leider werden sie sie über kurz oder lang zu hören bekommen. Aus derart unerquicklichen Gesprächen kommen Sie heil heraus, wenn Sie freundlich lächelnd sagen »Ein bisschen mehr Liebe hätte Ihnen aber auch nicht geschadet!« Üben Sie diesen Satz so lange, bis Sie ihn wirklich freundlich und ohne Zähneknirschen sagen können, dann wirkt er richtig.

Nach diesen Ausführungen über wenig hilfreiche Mitmenschen müssen jetzt auch diejenigen erwähnt werden, die Ihnen und Ihrem Kind wirklich helfen. Ohne viel Aufhebens, ganz selbstverständlich und ohne gleich ewige Dankbarkeit zu erwarten.

*Alle bemitleiden mein Kind – und was ist mit mir?*

Dazu gehören
- die Oma, die die Nachtschicht mit dem Kind übernimmt, damit Sie schlafen können
- die Freundin, die sich zum x-ten Mal geduldig anhört, wie fertig Sie sind, und am nächsten Abend mit Kinokarten vor Ihrer Tür steht
- auch die freundliche Verkäuferin im Supermarkt, die bemerkt, dass die Haut Ihres Kindes schon viel besser geworden ist

*Es gibt auch Menschen, die Ihnen helfen*

Einen Menschen dieser Kategorie gibt es ganz sicher auch in Ihrer Nähe. Es reicht schon ein einziger und Sie sind gerettet. Mit dieser Unterstützung schaffen Sie's. Bestimmt!
Sollte es wirklich weit und breit niemanden geben, fangen Sie an, jemanden zu suchen. Jetzt sofort.
- Machen Sie einen Aushang in der Bücherei
- Setzen Sie eine Kleinanzeige in Ihr Nachrichtenblatt
- Rufen Sie die Kontaktperson einer Selbsthilfegruppe an
- Suchen Sie im Internet nach anderen Betroffenen zum Erfahrungsaustausch

*Suchen Sie sich Unterstützung*

Was auch immer Sie tun wollen, tun Sie es gleich. Damit Sie in der nächsten Krise einen Rettungsanker haben. Und nach überstandener Krise jemanden, der sich mit Ihnen freut, dass Sie heil durchgekommen sind. Viel Glück bei der Suche!

# *Wohin mit meiner Wut?*

Im Kapitel »Wutarbeit« (Tipps von A bis Z) habe ich Ihnen schon eine Methode vorgestellt, wie Sie mit brodelndem Zorn umgehen können. Das Thema Wut im Zusammenhang mit der Neurodermitis ist sehr heikel und ich weiß von vielen Müttern von Neurodermitis-Kindern, dass sie große Schwierigkeiten damit haben. Deshalb möchte ich in diesem Kapitel noch näher darauf eingehen.

*Sie lieben Ihr Kind, aber ...*

Gehen wir einmal davon aus, dass Sie Ihr Kind grundsätzlich lieben und akzeptieren. »Grundsätzlich« bedeutet, dass es durchaus Ausnahmen oder Eigenschaften Ihres Kindes gibt, mit denen Sie sich schwer tun. Jetzt hat Ihr Kind diese entsetzliche Hautkrankheit. Sie trauen sich kaum, es zu berühren, es ist Ihnen ein Graus, das Kind zu wickeln oder an- und auszuziehen. Sie würden es am liebsten in fremde Obhut geben, damit Sie die geschundene Haut nicht mehr anfassen, das Dauergekratze nicht mehr anhören und den gequälten Gesichtsausdruck nicht mehr anschauen müssen.

*Sie sind keine Rabenmutter*

Sie sind keine Rabenmutter, wenn es Ihnen so ergeht. Machen Sie sich das bitte jetzt klar. Sie sind keine Rabenmutter! Ihre Gefühle sind sicher nicht schön, aber völlig normal. Leider sind unschöne Gefühle in unserer Gesellschaft tabuisiert. Und das auch heute

*Wohin mit meiner Wut?*

noch existierende Bild der idealen Mutter tut ein Übriges dazu, uns das Leben schwer zu machen. Eine Mutter, so heißt es, hat ihr Kind immer und unter allen Umständen bedingungslos zu lieben. Ich fürchte, diese völlig unrealistische Anforderung macht uns das Leben unnötig schwer!

Natürlich sollen Sie Ihrem Kind nicht sagen, dass Sie es ablehnen mit seiner blutigen, zerkratzten, entzündeten Haut – das spürt es sowieso. Sie müssen lernen, ehrlich zu sich selbst zu sein und gleichzeitig Ihrem Kind zu helfen. Was für ein Balanceakt! Da wächst schnell der Zorn angesichts der eigenen Hilflosigkeit. Manchmal tut er das im Verborgenen, sodass Sie eine ganze Weile brauchen, um zu merken, dass Sie zornig sind. Aus eigener Erfahrung kann ich Ihnen sagen, dass sich die Wut z. B. hinter Gereiztheit, schlechter Laune oder Ungeduld versteckt, aber auch hinter Kummer und Resignation. Machen Sie es sich zur Gewohnheit, immer wieder Ihren Gefühlen nachzuspüren, dann werden Sie nicht mehr so leicht von ihnen überrollt.

*Wut versteckt sich hinter Gereiztheit und Kummer*

Eine Freundin, Mutter eines chronisch kranken Kindes, erzählte mir, dass sie erst in dem Moment, als sie ihr Kind kräftig schüttelte, gemerkt hat, wie wütend sie war. Vorher war ihr das gar nicht bewusst gewesen. Wenn Ihnen so etwas passiert, machen Sie sich bitte keine Vorwürfe. Konzentrieren Sie sich darauf, beim nächsten Mal besser zu reagieren. Sie müssen nicht perfekt sein. Versuchen Sie zu beobachten, was Sie tun, und wie Sie sich fühlen. Das ist das Beste, was Sie für sich und für Ihr Kind tun können.

*Machen Sie sich keine Vorwürfe*

Leider werden Sie nicht immer (wie im Kapitel »Wutarbeit« beschrieben) einen Teppichklopfer zur Hand haben oder ein Zimmer für sich allein. Hier sind noch ein paar andere Möglichkeiten, Wut im Alltag auszudrücken:

*So können Sie Ihre Wut im Alltag ausdrücken*

- Kneten Sie einen Brotteig mit aller Kraft (sehr hilfreich, wenn Sie gerade von Kindern umgeben sind und nicht rumschreien können)
- Schrubben Sie den Fußboden und erklären Sie jede Fluse zu Ihrem persönlichen Feind
- Drehen Sie die Musik laut auf und stampfen Sie mit den Füßen
- Ballen Sie die Hände zu Fäusten und boxen Sie mit einem imaginären Feind
- Lassen Sie tief in Ihrer Kehle ein Grollen entstehen und so laut werden, wie es nur geht (Vorsicht: Es kann sein, dass Ihr Hund oder Ihre Katze Angst bekommen)
- Falls Sie draußen eine Teppichstange haben: Klopfen Sie Ihre Teppiche mit aller Kraft (eine gesellschaftlich anerkannte Form der Wutarbeit)
- Leihen Sie sich von Ihren Kindern einen Ball aus und knallen Sie ihn gegen die Hauswand oder, wenn Ihre Nachbarn gerade nicht zu Hause sind, gegen das Garagentor
- Spielen Sie Fangen mit den Kindern und stellen Sie sich vor, Sie sind ein großer mächtiger Riese. Machen Sie so viel Lärm, wie Sie können. Ihre Kinder werden dieses Spiel lieben!
- Tanzen Sie durch die ganze Wohnung
- Springen Sie die letzten Treppenstufen hinunter
- Balancieren Sie auf der Gartenmauer
- Spielen Sie Hinkekästchen oder Gummitwist mit den Kindern
- Joggen Sie einmal um den Block

Bewegung ist, abgesehen von der Arbeit mit Matratze und Teppichklopfer, meine Lieblingsmethode, um Dampf abzulassen. Sie werden dabei spüren, wie sich Ihre Wut in Energie verwandelt, und sich anschließend wie neu fühlen!

Wenn Ihnen gerade keiner der oben genannten Tipps zusagt, versuchen Sie es mit der Briefmethode. Schreiben Sie einen Brief an die Neurodermitis Ihres Kindes (geben Sie ihr einen Namen!) oder an jemanden, über den Sie sich kürzlich sehr geärgert haben oder dem Sie etwas länger Zurückliegendes nicht verzeihen können. Benutzen Sie alle Schimpfwörter, die Sie kennen, und erfinden Sie noch ein paar neue. Schreiben Sie so lange, bis Ihnen wirklich gar nichts mehr einfällt. Dann atmen Sie tief aus, machen ein paar Lockerungsübungen und lassen Ihren Zorn los. Er steht jetzt in dem Brief. Diesen Brief schicken Sie nicht ab. Er dient nur dazu, Ihren Zorn in Worte zu fassen. Vielleicht denken Sie sich ein kleines Ritual aus, wie Sie Ihre Wut am besten loslassen können:

*Schreiben Sie Briefe, um Ihre Wut auszudrücken*

- Verbrennen Sie den Brief
- Zerreißen Sie ihn in lauter kleine Schnipsel
- Werfen Sie ihn in die Mülltonne
- Vergraben Sie ihn im Garten

Was immer Sie damit tun, es sollte sich dabei ein Gefühl der Erleichterung einstellen.

Wenn Sie mit der Zeit Routine bekommen in Wutarbeit und Ihre Wut Ihnen keine Angst mehr macht, können Sie folgende Übung probieren:

*Für routinierte »Wutarbeiter«*

- Schließen Sie die Augen, entspannen Sie sich und rufen Sie sich eine Situation ins Gedächtnis, in der Sie sehr wütend waren.
- Verweilen Sie einen Moment bei dieser Situation. Spüren Sie all Ihren Gedanken, Gefühlen und Körperempfindungen dazu nach.

*Versuchen Sie, ein Symbol für Ihre Wut zu finden*

- Versuchen Sie, daraus ein Bild zu erschaffen, ein Symbol für Ihre Wut. Vielleicht sehen Sie sie als Explosion, als loderndes Feuer, als Sturmflut, als ein Grollen, das aus einer Höhle kommt.
- Gestalten Sie Ihr Bild so lange in allen Einzelheiten, bis Sie es deutlich vor sich sehen können.
- Überprüfen Sie noch einmal, ob alles stimmig ist.
- Stellen Sie sich als Nächstes eine Situation in Ihrem Leben vor, die Sie sehr belastet, die Ihnen Kopfzerbrechen bereitet oder die Sie gern verändern würden, Sie wissen aber nicht, wie.
- Verweilen Sie einen Moment bei dieser Situation. Spüren Sie all Ihren Gedanken, Gefühlen und Körperempfindungen dazu nach.
- Versuchen Sie, daraus ein Bild zu erschaffen, ein Symbol für Ihren Kummer oder Ihr Problem. Vielleicht sehen Sie, wie Sie im Kreis herumlaufen, immer wieder über etwas stolpern, wie Sie einen Rucksack tragen, der Ihnen viel zu schwer ist und den Sie gern absetzen würden.
- Gestalten Sie Ihr Bild so lange in allen Einzelheiten, bis Sie es deutlich vor sich sehen können.
- Überprüfen Sie noch einmal, ob alles stimmig ist.
- Dann stellen Sie sich vor, wie die beiden Bilder (dasjenige, das Ihre Wut symbolisiert, und das Bild, das Ihren Kummer oder Ihr Problem darstellt) langsam miteinander verschmelzen.
- Was passiert jetzt? Bleiben Sie weiterhin in Bildern. Welche Wirkung hat z. B. die Sturmflut auf das seit langem ungelöste Problem mit Ihrem Mann, der sie mit dem kranken Kind allein lässt? Wie wirkt sich die Explosion auf die unbefriedigende Situation an Ihrem Arbeitsplatz aus? usw.

### Wohin mit meiner Wut?

Wenn Sie diese Übung regelmäßig durchführen, werden Sie mit der Zeit feststellen, dass Ihre Wut ein kraftvolles Mittel zur Veränderung ist. Lernen Sie, es zu benutzen!

*Nutzen Sie Ihre Wut zur Veränderung*

Sie können auch mit Ihrer Wut in einen Dialog eintreten. Sobald Sie das nächste Mal spüren, dass Sie zornig werden, halten Sie einen Moment inne und fragen Sie: »Was ist los?« Die Antworten können ganz verschieden ausfallen. Vielleicht haben Sie gerade »Ja« gesagt, obwohl Sie »Nein« meinten. Vielleicht haben Sie Ihr Bedürfnis nach einer Pause unterdrückt und sind jetzt müde und gereizt. Vielleicht trampelt gerade jemand auf Ihnen herum und Sie diskutieren noch mit ihm, statt ihn energisch in seine Schranken zu weisen.

Was auch immer Sie herausfinden: Bitte nehmen Sie es ernst! Wenn Sie sich im Alltag immer wieder bemühen, Ihrer Wut nachzuspüren, muss sie nicht erst überkochen, bevor Sie etwas verändern. Ihrer Wut nachzuspüren heißt übrigens nicht, aggressiv zu werden. Es bedeutet, dass Sie ein besseres Gespür für Ihre Grenzen bekommen und dann die Verantwortung dafür übernehmen, dass sie nicht übertreten werden.

Und noch etwas Wichtiges zum Schluss:
Denken Sie daran, dass Sie nur dann eine gute Mutter sein können, wenn Sie sich gut genug um sich selbst kümmern. Wenn Sie ständig übermüdet, erschöpft, wütend und frustriert sind, können Sie sich nicht optimal um Ihr Kind kümmern. Also hören Sie auf, in Schuldgefühlen zu baden, sich Vorwürfe zu machen oder sich welche anzuhören von den lieben Mitmenschen. Stecken Sie Ihre Kräfte und Ihre Fantasie

*Eine gute Mutter kümmert sich auch um sich selbst*

stattdessen in Pläne, wie Sie dafür sorgen können, dass es *Ihnen* gut geht. Und bitte setzen Sie diese Pläne dann auch um!

> Lernen Sie Ihre Wut kennen und nutzen Sie sie als machtvolles Instrument zur Veränderung.

# *Wer oder was ist schuld am Elend meines Kindes? – Die Kunst zu verzeihen*

Ich kenne keine Mutter, die sich diese Frage nicht stellt. Obwohl auch ich ein leidenschaftlicher Anhänger von »Warum?«-Fragen bin, muss ich Ihnen sagen, dass Sie bei der Neurodermitis damit nicht weit kommen werden. Im Gegenteil: Ihr eigenes Elend wird dadurch noch größer.

*Die Frage nach dem Warum*

Für unsere moderne Psychologie ist die Schuldfrage schon gelöst: Die lange Reihe der psychischen Auffälligkeiten von Menschen ist in der Regel auf die Mutter zurückzuführen. Sie hat Ihr Kind zu wenig oder zu viel geliebt, es vernachlässigt oder verhätschelt, es zu lange an sich gebunden oder zu früh weggestoßen. Kurzum: Was immer sie getan oder gelassen hat bei der Erziehung Ihres Kindes – es war vermutlich falsch.

*Die Mutter ist an allem schuld*

Verzeihen Sie mir bitte diese harten Worte! Ich versuche Sie damit von der Vorstellung zu befreien, dass Ihr Kind nie krank geworden wäre, wenn Sie X, Y oder Z getan oder gelassen hätten. *Diese Vorstellung ist falsch!* Ich will nicht in das andere Extrem verfallen und Ihnen sagen, dass Sie keinen Einfluss auf die Entwicklung Ihres Kindes haben. Aber das wissen Sie selbst.

Machen Sie sich bitte klar, wie viele Faktoren auf die

Entwicklung eines Kindes einwirken! Denken Sie nur an Begriffe wie soziales Umfeld, Gruppenzugehörigkeit, Geschwisterfolge oder Vererbung.
Sie als Mutter sind sicher einer der wichtigsten Faktoren. Trotzdem – selbst wenn Sie völlig versagen (was Sie einige Anstrengung kosten dürfte), bedeutet das nicht, dass das Leben Ihres Kindes ruiniert ist.

*Mütter geben manchmal zu viel, manchmal zu wenig, aber unterm Strich genug*

Ich rede hier natürlich nicht von Müttern, die Ihre Kinder seelisch und körperlich misshandeln oder missbrauchen. Ich rede von den ganz normalen Müttern, Frauen wie Sie und ich, die Tag für Tag und oft auch Nacht für Nacht ihr Allerbestes geben. Manchmal ist das genug, manchmal zu viel und manchmal leider zu wenig. Aber letztlich, unterm Strich, wird es stimmen.

Vielleicht tröstet Sie folgender Satz, den ich in einem Buch mit dem Titel »Keine Angst vor Ihren Kindern!« gefunden habe:
»Eine gute Eltern-Kind-Beziehung verträgt im Laufe der Jahre einige grobe und etliche kleine Fehler von Seiten der Eltern. Solange Ihr Kind weiß und auch spürt, dass Sie es lieben und akzeptieren, werden Ihre Fehler keinen irreparablen Schaden anrichten.«

*Wichtig ist, dass Ihr Kind spürt, dass Sie es lieben und akzeptieren*

Ich gehöre auch zu den Müttern, die ständig überlegen und hinterfragen, ob ihre Reaktion, ihre Antwort oder ihr Verhalten auf das Kind wirklich gut war; die darüber nachdenken, welchen Schaden das Kind davonträgt, wenn sie nicht optimal reagieren, z. B.:
- wenn man es wirklich einmal schreien lässt, weil man nicht mehr kann
- wenn man ihm einen Herzenswunsch nicht erfüllt, weil es einfach nicht geht

### Wer oder was ist schuld am Elend meines Kindes?

- wenn man es anbrüllt, weil man mit seinen Nerven am Ende ist

Ich gräme und schäme mich noch Jahre später für eine Situation, die ich hätte besser lösen können. Hätte, könnte, sollte ... Wenn Sie auch so jemand sind, machen Sie Schluss damit. Jetzt sofort. Auf der Stelle. Sie helfen niemandem mit diesen Gedanken, Sie machen das Ereignis nicht ungeschehen. Im Gegenteil: Sie halten immer weiter daran fest, wühlen sich immer tiefer in Ihre Schuldgefühle und verpassen die Chance, im Hier und Jetzt mit Ihrem Kind optimal umzugehen.

*Das Festhalten an Schuldgefühlen verhindert Entwicklung*

Ich weiß aus eigener leidvoller Erfahrung, wie hartnäckig Schuldgefühle sein können. Zu verzeihen, sich selbst und anderen, gehört sicher zu unseren schwierigsten Aufgaben. Deshalb habe ich Ihnen einen Text aufgeschrieben, der Ihnen dabei helfen kann. Probieren Sie es aus: Lesen Sie ihn still für sich. Sie können auch jemanden bitten, Ihnen den Text vorzulesen, oder ihn auf Kassette aufnehmen. Wenn möglich, beschäftigen Sie sich regelmäßig einmal am Tag damit. Es wirkt.

Schließen Sie die Augen, atmen Sie ruhig und gleichmäßig und entspannen Sie sich. Fühlen Sie Ihren tiefen Wunsch nach innerem Frieden. Wie sieht er genau aus? Was bewirkt er in Ihrem Körper? Spüren Sie den Empfindungen so lange nach, bis Sie sie genau beschreiben können. Stellen Sie sich dann einen Menschen vor, auf den Sie sehr böse sind, jemand, zu dem Sie ein distanziertes Verhältnis haben. Sehen Sie diesen Menschen vor sich und laden Sie ihn ein, langsam näher zu kommen. Wie reagiert Ihr Körper? Bleiben Sie

*Eine Übung, die Ihnen hilft zu verzeihen*

bei sich und bei Ihren Gefühlen. Spüren Sie alles ganz genau. Wenn der Mensch vor Ihnen steht, sagen Sie im Herzen still zu ihm »Ich vergebe dir«. Sie müssen es nicht laut sagen, Sie müssen die Vergebung auch noch nicht spüren. Sagen Sie einfach still »Ich vergebe dir alles, was du mir angetan hast«, und beobachten Sie, was passiert. Schauen Sie nicht auf den Menschen vor Ihnen, konzentrieren Sie sich auf Ihre eigenen Gefühle und Empfindungen. Wenn Sie bereit dazu sind, lassen Sie die Vergebung zu. Es tut so weh, jemandem aus seinem Herzen auszuschließen. Lassen Sie den Schmerz, den Groll, die Angst und die Zweifel los. Berühren Sie diesen Menschen, für diesen Augenblick, mit Ihrer Vergebung. Dann lassen Sie ihn mit Ihrem Segen gehen. Wenn Sie sich jetzt unwohl fühlen, rufen Sie sich bitte wieder Ihren Wunsch nach innerem Frieden ins Gedächtnis. Spüren Sie ihn mit jeder Faser Ihres Körpers. Bleiben Sie in diesem Gefühl, solange es Ihnen gut tut.

**Bitten Sie um Verzeihung**

Stellen Sie sich dann einen Menschen vor, der sehr zornig auf Sie ist und Ihnen nicht verzeiht. Spüren Sie in Ihren Körper hinein, während dieser Mensch auf Sie zukommt. Wenn Sie bereit sind, sagen Sie still zu ihm: »Ich bitte dich um Vergebung für alles, was ich dir in der Vergangenheit angetan habe.« Haben Sie keine Angst, dass Sie sich selbst gegenüber zu nachsichtig sind. Hören Sie auf, erbarmungslos mit sich selbst umzugehen. Lassen Sie zu, dass Ihnen vergeben wird. Bitten Sie den Menschen um seinen Segen und lassen Sie ihn dann wieder gehen. Wenn Sie sich jetzt unwohl fühlen, rufen Sie sich bitte wieder Ihren Wunsch nach innerem Frieden ins Gedächtnis. Spüren Sie ihn mit jeder Faser Ihres Körpers. Bleiben Sie in diesem Gefühl, solange es Ihnen gut tut.

*Wer oder was ist schuld am Elend meines Kindes?*

Nun ist es an der Zeit, dass Sie sich selbst vergeben. Sprechen Sie sich mit Ihrem Vornamen an und sagen Sie still zu sich selbst: »…, ich vergebe dir.« Schließen Sie sich nicht länger aus Ihrem eigenen Herzen aus. Lassen Sie sich hinein. Verzeihen Sie sich, was auch immer Sie getan haben.

*Verzeihen Sie sich selbst*

Wie fühlen Sie sich jetzt? Ich bin nach dem Lesen dieses Textes jedes Mal in Tränen aufgelöst, fühle mich aber sehr erleichtert und viel ruhiger als vorher.

*Was bewirkt dieser Test bei Ihnen?*

Wenn Sie Schwierigkeiten haben mit der Art des Textes, der Ausdrucksweise oder mit den Formulierungen, ändern Sie sie so ab, wie es Ihnen richtig erscheint. Nehmen Sie den Text immer wieder zur Hand, auch wenn Sie insgeheim denken »Was für ein Quatsch!« oder »Und das soll helfen?«. Seien Sie geduldig und nachsichtig mit sich selbst.

Und sollte dieser Text wirklich gar nichts für Sie sein, dann schauen Sie nach unter »Hilfreiches von A bis Z«. Dort finden Sie sicher etwas, das Ihren persönlichen Bedürfnissen entspricht.

> Schuldgefühle verhindern das Lernen aus der Vergangenheit.

# *Danke, ich schaff's alleine!*

*Ihr krankes Kind braucht Sie nicht 24 Stunden am Tag*

Machen Sie sich frei von dem Gedanken, dass Ihr krankes Kind immer nur Mama braucht, 24 Stunden am Tag (das ist nicht übertrieben, schließlich schläft es ja sehr schlecht bis gar nicht). Vielleicht weint es, wenn Sie es abgeben, aber das tun gesunde Kinder auch. Bitte machen Sie sich klar, dass die Aufgabe, die Sie zu bewältigen haben, zu groß ist, als dass Sie sie allein schaffen könnten. Jaja, werden Sie sagen, *ich* schaffe das. Bitte, versuchen Sie's! Wenn Sie's wirklich schaffen, herzlichen Glückwunsch! Ich war nach fünf Tagen und Nächten Alleinpflege unseres kranken Kindes so fertig, dass ich es bereitwillig zur Adoption freigegeben hätte. Ehrlich. Das muss man auch mal zugeben. Allerdings nur im geschützten Raum.

*Sie müssen sich nicht als Powerfrau beweisen*

Wenn Sie jetzt immer noch der Meinung sind, Sie schaffen das ganz alleine, hinterfragen Sie bitte Ihre Motive: Was wollen Sie beweisen – dass Sie eine perfekte Mutter sind, eine Powerfrau, ein Superweib, das Beruf, Haushalt, Partnerschaft und ein krankes Kind mit links schmeißt? Vergessen Sie's!

Früher oder später wird Ihr Arzt Ihnen das »Burn-out«-Syndrom bescheinigen. Und dann? Dann sind Sie am Boden und alles andere wird ebenfalls zusammenbrechen.

Sie beweisen mehr Verantwortungsgefühl, wenn Sie sich um sich selbst kümmern, bevor Sie völlig am

*Danke, ich schaff's alleine!*

Boden liegen. Auch das habe ich erst selbst ausprobiert, bevor ich es Ihnen hier als guten Rat aufschreibe. Ich weiß, dass jeder seine Erfahrungen selbst machen muss, trotzdem möchte ich Ihnen doch raten, das nicht auszuprobieren. Es dauert sehr lange, bis Sie sich wieder richtig erholt haben …

Ein schwieriges Thema ist Hilfe von den Vätern. In der Regel sind sie die Alleinverdiener, müssen früh aufstehen und im Büro fit sein. Es ist kein Geheimnis mehr, dass man heute froh sein kann, wenn man einen Job hat. Ich höre schon die Feministinnen unter Ihnen nach Luft schnappen. Aber, liebe Leserinnen, ich bleibe dabei: Väter sollen natürlich helfen, wo sie eben können, aber wenn Sie von Ihrem Mann verlangen, unter der Woche die Nachtschicht für Ihr krankes Kind zu übernehmen, wird das in der Regel nicht gut gehen. Lösen Sie das Problem anders. Vielleicht müssen Sie ein bisschen nachdenken, aber es findet sich ein Weg. Lassen Sie Ihren Mann

- den Wocheneinkauf übernehmen
- die Fahrten zur Musikschule oder zur Sporthalle für die Kinder
- den Nachmittag oder den Abend mit dem kranken Kind

*Lassen Sie Ihren Mann helfen, wo es geht*

Wir haben es in den schlimmen Zeiten so gehandhabt, dass mein Mann, der selten vor Mitternacht ins Bett geht, sich bis dahin um unseren Kleinen gekümmert hat. So konnte ich schon mal ein paar Stunden schlafen.

Probieren Sie rechtzeitig diese oder eine andere Lösung aus. Wenn Sie nämlich erst mal beide fertig sind

*Probieren Sie verschiedene Strategien rechtzeitig aus*

*Rat und Hilfe für Mütter von Neurodermitis-Kindern*

– und Sie glauben gar nicht, wie schnell das geht – kommen Sie da nicht so leicht wieder raus.

Bei der Bewältigung einer Krise mit einem Neurodermitis-Kind gibt es unzählige Möglichkeiten für Helfer. Überlegen Sie mit Ihrem Mann, Ihrer Familie, Ihren Freunden gemeinsam, wo Sie entlastet werden können.

*Passen Sie Ihren Rhythmus Ihrem kranken Kind an*

Denken Sie daran: Sie können zur Not tagsüber schlafen, wenn das Kind schläft. Doch, das geht, ich habe es selbst lange getan. Ihr Rhythmus wird völlig chaotisch, aber sobald das Kind schläft – und es wird irgendwann schlafen, wenn es in der Nacht nicht geschlafen hat –, legen Sie sich auch hin. Tatsache ist: Sie werden es sich meistens einrichten können, tagsüber zu schlafen. Ihr Mann kann das in der Regel nicht. Falls doch, ist es natürlich keine Frage, dass Sie sich die Nächte teilen.

Wenn Sie tagsüber schlafen, bleibt der Haushalt liegen, es gibt kein warmes Mittagessen oder sogar überhaupt keins, Ihre Wohnung verkommt. Das sind gravierende Probleme, aber sie lassen sich lösen. Überlegen Sie, wer Ihnen helfen könnte.

Bitten Sie
- Ihre Freundin, das Mittagessen zu kochen, während Sie eine Stunde schlafen
- Ihre Nachbarin, für Sie zu bügeln oder zu putzen
- die Frau aus der Fahrgemeinschaft, eine Fahrt mehr für Sie zu übernehmen
- Ihre größeren Kinder, die Wohnung aufzuräumen (Kinder helfen meist sehr bereitwillig, wenn Sie sie bitten)

Überwinden Sie sich und tun Sie den ersten Schritt.

*Danke, ich schaff's alleine!*

Geben Sie zu, dass Sie es alleine nicht schaffen, und bitten Sie jemanden um Hilfe, auch wenn es unter Tränen oder mit dem Gefühl des Versagens geschieht.

*Überwinden Sie sich und bitten Sie um Hilfe*

> Bitten Sie. Sie werden überrascht sein, wie viele Menschen Ihnen gern helfen. Und es kommt die Zeit, da können Sie sich für all die Hilfe revanchieren.

# Wie geht's Ihrer Ehe?

*Auch eine gute Ehe ist durch die Neurodermitis sehr belastet*

Wenn Sie ein chronisch krankes Kind haben, ist Ihre Ehe schweren Belastungen ausgesetzt. Die Zahl der Paare, die daran scheitern und sich schließlich trennen, ist erschreckend hoch. Aber auch wenn Sie glücklich verheiratet sind, mit Ihrem Mann schon Krisen gemeistert haben und Ihre Ehe auf einem soliden Fundament steht, wird es nicht einfach sein. Besonders dann, wenn Ihr Mann den ganzen Tag arbeitet und Sie die Hauptbezugsperson für Ihr krankes Kind sind.

*Denken Sie liebevoll an Ihren Mann*

Ich möchte Sie bitten, hier innezuhalten, die Augen zu schließen und an Ihren Mann zu denken. Wie fühlen Sie sich dabei? Bitte achten Sie auf Ihre Atmung, Ihre Körperempfindungen, Ihre Gedanken und Gefühle. Fühlen Sie sich wohl, wenn Sie Ihren Mann jetzt vor sich sehen? Dann möchte ich Sie bitten, ihn jetzt einzuhüllen in die Wärme Ihrer Liebe:

- Tauchen Sie ihn von Kopf bis Fuß in goldenes Licht.
- Machen Sie Ihr Herz weit auf und lassen Sie Ihre Gefühle zu ihm hinströmen.
- Beobachten Sie, wie gut Ihre Liebe ihm tut. Wie sie ihn wärmt, schützt und heilt.
- Öffnen Sie sich nun für seine Liebe. Lassen Sie sie in Ihr Herz und in Ihren ganzen Körper ein.
- Spüren Sie, wie gut seine Liebe Ihnen tut. Wie Sie sie wärmt, schützt und heilt.

### Wie geht's Ihrer Ehe?

- Bleiben Sie in diesen Bildern, solange Sie mögen. Wenn es genug ist, danken Sie Ihrem Mann und sagen Sie ihm, dass Sie jetzt in Ihren Alltag zurückkehren, aber dass er immer in Ihrem Herzen ist.

Wenn Sie sich unwohl fühlen bei dem Gedanken an Ihren Mann, möchte ich Sie einladen, folgende Übung zu machen:

- Laden Sie in Gedanken Ihren Mann ein, ein paar Schritte auf Sie zuzumachen.
- Bleiben Sie ganz nah bei sich und bei Ihren Gefühlen. Was empfinden Sie?
- Wenn es Ihnen zu viel wird, bitten Sie Ihren Mann stehen zu bleiben.
- Sagen Sie ihm, wie Sie sich fühlen. Was Sie für ihn empfinden. Was Sie ärgert. Worüber Sie unglücklich sind. Was immer Sie ihm mitteilen wollen. Er wird Ihnen ruhig und freundlich zuhören, ohne Sie zu unterbrechen.
- Wenn alles gesagt ist, besinnen Sie sich bitte auf Ihre Liebe zu ihm. Auch wenn Sie tief verschüttet ist und der Gedanke daran Ihnen wehtut. Lassen Sie das Gefühl der Liebe für ihn wieder zu. Langsam. Vorsichtig. In Ihrem eigenen Tempo. Und spüren Sie den Worten nach, die Sie sagen.
- Wenn alles gesagt ist, hören Sie Ihrem Mann zu. Auch er wird jetzt mit Ihnen sprechen. Über seine Gefühle und Empfindungen, seinen Ärger, seinen Kummer. Bitte hören auch Sie ihm ruhig und freundlich zu.
- Wenn alles gesagt ist, wird er sich auf seine Liebe zu Ihnen besinnen. Lassen Sie zu, dass seine Worte Sie berühren. Lassen Sie seine Gefühle in Ihr Herz ein, auch wenn es Ihnen schwer fällt. Seien Sie behutsam

*Eine Übung, die Ihnen helfen kann, wenn das Gefühl für Ihren Mann belastet ist*

mit sich selbst, aber bitte machen Sie einen Anfang. Einen kleinen Schritt.
- Wenn Sie mögen, bleiben Sie noch eine Weile in dem wieder entdeckten zarten Gefühl der Liebe zwischen Ihnen.
- Danken Sie sich dann gegenseitig und kehren Sie zurück in Ihren Alltag.

Diese Übung kann auch in schweren, krisenreichen Zeiten kleine Wunder bewirken. Sie brauchen nicht direkt und persönlich mit Ihrem Mann zu reden. Begegnen Sie ihm eine Weile auf dieser Ebene und beobachten Sie, was passiert.

In den ganz schlimmen Zeiten mit Ihrem Neurodermitis-Kind werden Sie weder den Wunsch noch die Energie haben, miteinander zu reden. Vereinbaren Sie für diese Fälle andere Möglichkeiten der Kommunikation. Es muss nicht immer ein persönliches Gespräch sein. Hier ein paar Vorschläge, was Sie tun können:

*Möglichkeiten, die Verbindung zwischen Ihnen und Ihrem Mann aufrechtzuerhalten*

- Nehmen Sie zwei Kassetten mit Liedern auf, die Ihnen beiden viel bedeuten. Geben Sie eine Ihrem Mann fürs Auto und behalten Sie eine für sich zu Hause.
- Blättern Sie in alten Fotoalben. Suchen Sie ein Bild heraus, das Sie beide zeigt. Lachend. Fröhlich. Verliebt. Hängen Sie es an einer Stelle Ihrer Wohnung auf, wo Sie es immer sehen können.
- Schaffen Sie einen extra schönen Aufbewahrungsort für seine Briefe:
  – Gestalten Sie ein Kästchen so ansprechend, wie Sie können. Mit getrockneten Blumen, Muscheln, Edelsteinen – Ihrer Fantasie sind keine Grenzen gesetzt!

- Nehmen Sie einen Riesenumschlag, leihen Sie sich die Buntstifte Ihrer Kinder aus und bemalen Sie ihn.
- Kaufen Sie bunte Bänder und binden Sie die Briefe damit zusammen.
- Spannen Sie ein Band quer durchs Zimmer und hängen Sie daran die Briefe auf (wie die Engländer es mit ihren Weihnachtskarten tun).

Wenn Sie richtig am Boden sind, werden diese Briefe Ihnen helfen, neuen Mut und neue Kraft zu schöpfen.

Nach besonders schlimmen durchwachten Nächten mit Ihrem kranken Kind können Sie Folgendes tun:

- Kuscheln Sie sich morgens, wenn das Kind endlich eingeschlafen ist, in das Bett Ihres Mannes. Lassen Sie sich von seiner Wärme in den Schlaf wiegen.
- Wenn Sie aufstehen müssen: Ziehen Sie seinen Morgenmantel an. Kuscheln Sie sich hinein. Stellen Sie sich vor, dass Sie durch sein Kleidungsstück teilhaben an seiner Kraft, seiner Geduld und seiner Wärme. Es wird Ihnen helfen, den Tag zu meistern.
- Legen Sie, bevor Ihr Mann nach Hause kommt, die Belastungen des Tages, so weit es geht, ab:
  - Nehmen Sie eine ausgiebige heiße Dusche. Wenn Sie seelisch und körperlich völlig erschöpft sind, probieren Sie einmal Folgendes: Schalten Sie im Bad das Licht aus, zünden Sie ein paar Kerzen an, legen Sie Ihre Lieblingsmusik auf und duschen Sie dann.
  - Benutzen Sie Ihr Lieblings-Duschbad und gönnen Sie sich anschließend ein besonders schönes Körperöl, eine Gesichtsmaske, eine Packung für die Haare oder was immer Ihnen gut tut.

*Was Ihnen nach einer besonders schlimmen Nacht helfen kann*

- Lackieren Sie sich die Fußnägel knallrot, auch wenn es gerade Winter ist und sie nicht barfuß rumlaufen können. Zu wissen, dass unter den dicken Wollsocken oder in den Hausschuhen Ihre Zehennägel farbenfroh lackiert sind, ist ein sehr erhebendes Gefühl – und Ihrem Mann wird es auch gefallen.
- Schminken Sie sich sorgfältig, auch wenn Sie das sonst nicht tun, weil sie ja sowieso »nur« zu Hause sind. Kaufen Sie sich extra für Krisenzeiten einen schönen Lippenstift oder ein besonderes Make-up – das tut Ihnen und Ihrer Beziehung gut.
- Kaufen Sie sich einen bequemen Jogging- oder Hausanzug, in dem Sie sich selbst gut gefallen. In Krisenzeiten, wenn Sie kaum zum Schlafen, geschweige denn aus dem Haus kommen, ist das ein kleines, aber sehr wirksames Mittel, nicht völlig im Elend zu versinken.

Das sind alles kleine, aber sehr wirksame Maßnahmen gegen die große Verzweiflung, die sich früher oder später auf Ihre Ehe auswirken wird. Auch und gerade in den schlimmsten Zeiten mit Ihrem kranken Kind – bemühen Sie sich umeinander. Ein wenig Kraft dafür muss immer noch übrig sein.

*Die Brieftechnik hilft Ihnen, Ihre Gefühle auszudrücken*

Wenn es Probleme gibt, die Sie mit Ihrem Mann gerade nicht besprechen können oder wollen, probieren Sie einmal die Brieftechnik aus. Hier geht es darum, ehrlich die Gefühle auszudrücken, die Sie haben. Beginnen Sie einen Brief an Ihren Mann mit »Lieber ...! Ich schreibe dir diesen Brief, um dir von meinen Gefühlen zu erzählen.« Dann schreiben Sie sich alles von der Seele, was Sie belastet. Denken Sie nicht lange nach, bemühen Sie sich nicht um gute Formulierun-

### Wie geht's Ihrer Ehe?

gen, schreiben Sie einfach drauf los. Wenn Sie sich alle »negativen« Gefühle von der Seele geschrieben haben, geht es an die »positiven«. Und zum Schluss sollten Sie Ihrem Mann sagen, dass Sie ihn lieben. Wenn Ihnen das nicht gelingt, finden Sie eigene Worte, die Ihnen eher zusagen. Aber bitte drücken Sie Ihre »schönen« Gefühle für Ihn *auch* aus! Hier ist ein Beispiel für einen solchen Brief:

Lieber ...,
ich schreibe dir diesen Brief, um dir von meinen Gefühlen zu erzählen. Heute Morgen war ich sehr wütend auf dich, als du gesagt hast, du könntest nach Feierabend nicht den Einkauf erledigen. Du fährst auf dem Weg nach Hause am Supermarkt vorbei, und auch wenn du müde bist, müsste es doch zu schaffen sein, ein paar Sachen einzukaufen. Jetzt muss ich selbst zusehen, wie ich das schaffe. Dabei habe ich in der Nacht wieder nicht schlafen können und fühle mich richtig elend. Es macht mich zornig, dass du nicht bereit bist zu helfen. Ich fühle mich hilflos, wenn ich daran denke, dass ich wieder einen Tag mit unserem kranken Kind allein schaffen muss. Ich fühle mich schuldig, weil ich mich nicht besser um unsere anderen Kinder kümmern kann. Ich bin schrecklich deprimiert und habe Angst, dass wir nie aus diesem Elend herauskommen werden. Ich fühle mich schuldig, weil ich mich so über den Einkauf aufrege, obwohl du mir doch sonst immer hilfst, wo du kannst. Ich bin froh, dass ich mit dir verheiratet bin, und ich bin stolz darauf, dass wir schon einige Krisen miteinander gemeistert haben. Ich würde gern mal wieder abends mit dir ausgehen. Auch wenn ich heute Morgen richtig sauer auf dich war, liebe ich dich sehr. Deine ...

*Ein Beispiel für einen Brief*

Wenn diese Übung neu für Sie ist, werden Sie jetzt vermutlich aufgeregt oder angespannt sein. Sobald Sie mit dem Brief fertig sind, gönnen Sie sich bitte eine kleine Pause.
- Entspannen Sie sich.
- Machen Sie einen Spaziergang.
- Kochen Sie sich einen Kaffee.
- Gießen Sie die Blumen.
- Tun Sie, was immer Ihnen richtig erscheint.

*Einen Antwortbrief schreiben*

Sind Sie wieder da? Dann sollten Sie jetzt einen Antwortbrief schreiben. Überlegen Sie nicht, was Ihr Mann antworten würde. Schreiben Sie diesen Brief genau so, wie Sie ihn sich wünschen würden. Dann machen Sie wieder eine kleine Pause und achten Sie darauf, wie Sie sich fühlen.

Manche Therapeuten empfehlen, beide Briefe der betreffenden Person zu zeigen. Das wird aber nicht in jedem Fall möglich sein. Ich habe die Erfahrung gemacht, dass allein das Schreiben die Situation entspannt. Und sobald Sie verändert sind, wird sich auch der Empfänger des Briefes verändern. Bitte entscheiden Sie für sich, was Sie mit Ihren Briefen tun wollen. Handeln Sie nach Ihrem Gefühl.

> Halten Sie Ihre Gefühle nicht unter Verschluss! Schreiben Sie sie auf und entscheiden Sie dann, was Sie damit tun wollen.

### *Wo kann ich mehr darüber lesen?*
GRAY, JOHN:
Männer sind anders, Frauen auch, Goldmann Verlag, München 1993

## *Wie geht's Ihrer Ehe?*

## *Ziehen Sie Bilanz!*

Denken Sie einmal in Ruhe über Ihren Mann und Ihre Ehe nach. Folgende Fragen können Ihnen dabei helfen:
- Was für ein Mensch ist Ihr Mann? Wie würden Sie ihn beschreiben?
- Was wissen Sie über seine Ursprungsfamilie (wie sind die Beziehungen der Familienmitglieder untereinander, wie ist/war das Klima innerhalb der Familie)?
- Was wissen Sie von ihm über die Zeit, bevor Sie ihn kennen gelernt haben?
- Wie beschreibt er die Beziehungen, die er hatte, bevor er Sie kannte?
- Warum hat er Sie geheiratet? Was wünscht er sich von Ihnen, von Ihrer Ehe?
- Was sind seine Träume, seine Sehnsüchte?
- Ist er glücklich und zufrieden mit seinem Leben?
- Wenn er etwas in seinem Leben verändern könnte, was würde das sein?
- Wie haben Sie sich kennen gelernt?
- Wie sahen Ihre Bilder vom idealen Partner bzw. von der idealen Partnerin aus?

*Fragen, die Ihnen helfen können, eine Bilanz Ihrer Ehe zu ziehen*

Wenn Ihnen die eine oder andere Frage merkwürdig erscheint, lassen Sie sich nicht irritieren. Versuchen Sie, Ihren Mann so zu sehen, wie er ist, nicht so, wie er sich gibt. Gehen Sie auf ihn zu. Interessieren Sie sich für die Seiten von ihm, die Sie noch nicht kennen. Kommen Sie mit ihm ins Gespräch – sobald wie möglich.

*Gehen Sie auf Ihren Mann zu*

Dazu ein Text, der mich immer wieder sehr berührt. Vielleicht hilft er Ihnen, sich besser auf Ihr Gegenüber einzulassen.

*Ein Text, der Ihnen helfen kann, den anderen so zu sehen, wie er wirklich ist*

»Bitte höre, was ich nicht sage. Lass dich nicht von mir narren. Lass dich nicht durch das Gesicht täuschen, das ich mache, denn ich trage Masken. Masken, die ich fürchte abzulegen.

Und keine davon bin ich. So tun als ob ist eine Kunst, die mir zur zweiten Natur wurde. Aber lass dich dadurch nicht täuschen. Ich mache den Eindruck, als sei ich umgänglich, als sei alles heiter in mir und als brauchte ich niemanden. Aber glaub mir nicht! Mein Äußeres mag sicher erscheinen, aber es ist meine Maske. Darunter bin ich, wie ich wirklich bin: verwirrt, in Furcht und allein. Aber ich verberge das. Ich möchte nicht, dass es irgendjemand merkt. Beim bloßen Gedanken an meine Schwäche bekomme ich Panik und fürchte mich davor, mich anderen überhaupt auszusetzen. Gerade deshalb erfinde ich verzweifelt Masken, hinter denen ich mich verbergen kann: eine lässige Fassade, die mir hilft, etwas vorzutäuschen, die ich vor dem wissenden Blick sichert, der mich erkennen würde. Dabei wäre gerade dieser Blick meine Rettung. Und ich weiß es. Wenn es jemand wäre, der mich annimmt und mich liebt. Das ist das Einzige, das mir die Sicherheit geben würde, die ich mir selbst nicht geben kann: dass ich wirklich etwas wert bin. Aber das sage ich dir nicht. Ich wage es nicht.

Ich habe Angst davor. Ich habe Angst, dass dein Blick nicht von Anteilnahme und Liebe begleitet wird. Ich fürchte, du wirst gering von mir denken und über mich lachen. Und dein Lachen würde mich umbringen. Ich habe Angst, dass ich tief drinnen in mir nichts bin, nichts wert, und dass du das siehst und mich abweisen wirst. So spiele ich mein Spiel, mein verzweifeltes Spiel: eine sichere Fassade außen und

### Wie geht's Ihrer Ehe?

ein zitterndes Kind innen. Ich rede daher im gängigen Ton oberflächlichen Geschwätzes. Ich erzähle dir alles, was wirklich nichts ist, und nichts von alledem, was wirklich ist, was in mir schreit; deshalb lass dich nicht täuschen von dem, was ich aus Gewohnheit rede. Bitte höre sorgfältig hin und versuche zu hören, was ich nicht sage, was ich gerne sagen möchte, was ich aber nicht sagen kann. Ich verabscheue dieses Versteckspiel, das ich da aufführe. Es ist ein oberflächliches, unechtes Spiel. Ich möchte wirklich echt und spontan sein können, einfach ich selbst, aber du musst mir helfen. Du musst deine Hand ausstrecken, selbst wenn es gerade das Letzte zu sein scheint, was ich mir wünsche.

*Es ist schwer, wirklich man selbst zu sein*

Nur du kannst mich zum Leben rufen. Jedes Mal, wenn du freundlich und gut bist und mir Mut machst, jedes Mal, wenn du zu verstehen suchst, weil du dich wirklich um mich sorgst, bekommt mein Herz Flügel, sehr kleine Flügel, sehr brüchige Schwingen, aber Flügel! Dein Gespür und die Kraft deines Verstehens geben mir Leben. Ich möchte, dass du das weißt.

Ich möchte, dass du weißt, wie wichtig du für mich bist, wie sehr du aus mir den Menschen machen kannst, der ich wirklich bin, wenn du willst. Bitte, ich wünschte, du wolltest es.

Du allein kannst die Wand niederreißen, hinter der ich zittere. Du allein kannst mir die Maske abnehmen. Du allein kannst mich aus meiner Schattenwelt, aus Angst und Unsicherheit befreien, aus meiner Einsamkeit. Übersieh mich nicht. Bitte, übergeh mich nicht! Es wird nicht leicht für dich sein. Die lang andauernde Überzeugung, wertlos zu sein, schafft dicke Mauern. Je näher du mir kommst, desto blinder schlage ich zu-

rück. Ich wehre mich gegen das, wonach ich schreie. Aber man hat mir gesagt, dass Liebe stärker sei als jeder Schutzwall, und darauf hoffe ich. Wer ich bin, willst du wissen?
Ich bin jemand, den du sehr gut kennst und der dir oft begegnet.«

»Bitte höre, was ich nicht sage …«
Aus: Tobias Brocher. Von der Schwierigkeit zu lieben Kreuz Verlag, Stuttgart 1975 und 1997, S. 11 f.

> Warten Sie nicht, bis Ihr Mann auf Sie zukommt. Überwinden Sie sich und machen Sie den ersten Schritt. Auch wenn er im Unrecht ist, auch wenn er den Streit angefangen hat, auch wenn …
>
> Richten Sie Ihren Blick weg von dem Negativen und hin auf die Liebe, die Sie für Ihren Mann empfinden.

### *Was tut Ihnen beiden gut?*

*Pflegen Sie Ihre Beziehung*

Im Laufe der Jahre vergisst man schnell, wie wichtig es ist, die Beziehung zu pflegen. Sie sind in der Regel so beschäftigt mit Arbeit, Kindern, Haushalt, Freizeitgestaltung u. v. m., dass Sie sich nur noch in Ihren Rollen wahrnehmen, nicht mehr als der Mann und die Frau, die sich einmal das Ja-Wort gegeben haben.

Hier wieder ein paar Fragen, die Ihnen helfen, Ihren Partner und Ihre Beziehung wieder bewusster zu sehen:

*Wie geht's Ihrer Ehe?*

- Was haben Sie in der ersten Zeit Ihrer Ehe getan?
- Wie haben Sie die Abende verbracht, die Wochenenden?
- Was hat Ihnen Spaß gemacht? Woran erinnern Sie sich gern? Es muss nichts Großartiges sein. Es sollte nur Ihnen beiden wieder bewusst machen, dass sie sich miteinander wohl fühlen.
- Was macht die Qualität Ihrer Beziehung aus?
- Welche Schwierigkeiten haben Sie im Laufe Ihrer Ehe gemeistert und wie?
- Würden Sie Ihren Mann noch einmal heiraten? Warum bzw. warum nicht?
- Was möchten Sie gern ändern in Ihrer Ehe? Wie könnten Sie das erreichen?
Werden Sie erfinderisch. Beide. Womit könnten Sie Ihren Partner überraschen, ihm eine Freude machen? Vielleicht fällt Ihnen nicht gleich etwas ein. Das macht nichts. Richten Sie einfach immer wieder Ihre Gedanken darauf. Die Einfälle kommen dann von selbst.

*Finden Sie heraus, was Ihnen beiden gut tut …*

Gönnen Sie sich möglichst
- jeden Tag einen kleinen Moment der Freude zusammen
- jede Woche einen schönen Abend zu zweit (es muss kein Geld kosten, Sie können auch spazieren gehen oder gemeinsam Freunde besuchen)
- wenigstens einmal im Jahr ein paar Tage frei von der Familie

*… und tun Sie es dann auch*

Eine gute Ehe trägt viel zu unserer Lebensqualität bei. Aber sie wird nicht von allein gut. Sie müssen beide etwas dafür tun.

### Wo kann ich mehr darüber lesen?

LOUDEN, JENNIFER:
Das Wohlfühlbuch für Paare, Hermann Bauer Verlag, Freiburg 1996
*Viele einfallsreiche Tipps, wie man eine Partnerschaft lebendig erhält.*

# *Wie geht's Ihren Kindern?*

Geschwister eines Neurodermitis-Kindes haben einen sehr schweren Stand. Sie müssen Rücksicht nehmen auf die kranke Schwester/den kranken Bruder und auf die belasteten Eltern. Mit dieser Rolle sind sie schnell überfordert. Und reagieren auf ihre ganz individuelle Art: mit Bockigsein, Über-die-Stränge-schlagen, Rückzug oder gar Krankheit.

*Die Reaktion von Geschwisterkindern auf die Neurodermitis*

Sie werden nicht verhindern können, dass Ihre Kinder sich zurückgesetzt fühlen. Leider. Machen Sie sich deswegen keine Vorwürfe. Ich weiß, das ist leichter gesagt als getan. Trotzdem: Zerfleischen Sie sich bitte nicht! Die seelische und körperliche Belastung durch ein Neurodermitis-Kind ist so groß, dass Sie keine ideale Mutter sein können. Und das müssen Sie auch nicht.

Lassen Sie uns überlegen, was Sie tun können, um die Situation für Ihre Kinder einigermaßen erträglich zu machen.

*Wie Sie Ihren anderen Kindern helfen können*

Bei größeren Kindern, etwa ab Schulalter, ist Offenheit sehr hilfreich: »Schatz, ich muss jetzt ein bisschen schlafen, weil ich gestern Nacht nicht schlafen konnte. Aber in einer Stunde können wir zusammen

- Kakao trinken und Plätzchen essen (lassen Sie die Kinder den Tisch decken, während Sie schlafen),
- spazieren gehen (nehmen Sie einen Beutel mit und sammeln Sie Blätter, Hagebutten, Kastanien, Zweige

- was immer Sie finden können. Basteln Sie dann zu Hause mit den Kindern oder gestalten Sie einen Jahreszeitentisch,
- »Mensch ärgere dich nicht« spielen (haben Sie schon eine Spielesammlung? Wenn nein, schaffen Sie sich eine extra große an. Es lohnt sich!),
- gemeinsam den Pippi-Langstrumpf-Film im Fernsehen anschauen (vielleicht nehmen Sie für Ihre größeren Kinder ein paar gute Kinderfilme auf Video auf),
- in den Tierpark fahren,
- Kuchen backen.

*Was Sie mit kleineren Kindern tun können*

Bei kleineren Kindern ist es schwieriger. Hier sind Eifersucht und Regression noch sehr ausgeprägt.
- Vielleicht versuchen Sie, Ihr Kleinkind spielerisch in die Pflege des Neurodermitis-Kindes mit einzubeziehen. Lassen Sie es
  - die Medizin holen,
  - beim Eincremen des Geschwisterkindes helfen,
  - dem Geschwisterkind etwas erzählen, vorsingen oder die Spieluhr aufziehen,
  - mit dem Geschwisterkind spielen, damit es abgelenkt ist und sich nicht mehr so doll kratzt.
- Bitten Sie Ihren Mann, die Oma, Ihre Freundin oder eine andere dem Kind vertraute Person, sich regelmäßig Zeit zu nehmen für Spaziergänge, Spielplatzbesuche, Vorlesestunden etc., wenn Sie gerade nicht bei Kräften sind.
- Schaffen Sie einen gemütlichen Platz für die Kinder: z. B. eine Kuschelecke im Kinderzimmer mit Decken, Kissen, Stofftieren und Puppen.
  - Wenn Ihre Kinder ein Hochbett haben, gestalten Sie darunter eine kuschelige Höhle. Bewahren Sie dort Lieblingsbücher und -spielzeuge auf.

- Für eine Kuschelecke können Sie auch im Kinderzimmer große Tücher oder Bettlaken spannen oder auf diese Weise eine Ecke des Wohnzimmers abtrennen.
• Schaffen Sie gerade für Ihre kleinen Kinder eine Möglichkeit, die belastende Situation spielerisch zu verarbeiten. Vielleicht haben Sie einen Arztkoffer, ein kleines Bett für kranke Puppen, eine Puppenstube, ein Zwergenreich oder etwas Ähnliches, das Ihren Kindern ermöglicht, sich im Rollenspiel mit der Situation zu beschäftigen.

Für kleine Kinder ist es oft schwerer, als wir glauben, Mama und Papa mit den Geschwistern zu teilen. Und sie spüren sehr genau, dass die Eltern immer wieder von dem kranken Geschwisterkind völlig vereinnahmt werden. Um damit fertig werden zu können, ohne Schaden zu nehmen, brauchen die Kinder die Liebe und das Verständnis der Erwachsenen.

Es wird oft so sein – besonders bei akuten Schüben –, dass Ihre Kraft nicht mal reicht, um mit den Kindern Mittag zu essen oder zu spielen. Machen Sie sich deswegen keine Vorwürfe. Werden Sie erfinderisch!

Hier ein paar Anregungen:
- Machen Sie mit Ihren kleineren Kindern zusammen den Mittagsschlaf.
- Legen Sie sich auf's Sofa im Wohnzimmer, während die Kinder auf dem Teppich spielen.
- Machen Sie, nachdem Sie sich ausgeruht haben, einen Spaziergang, der Ihre Lebensgeister wieder weckt und den Kindern Freude macht, weil sie Blätter sammeln oder Drachen steigen lassen können.

*Was Sie tun können, wenn Ihre Kraft nicht mehr ausreicht*

- Setzen Sie sich auf dem Spielplatz mit einem Buch auf die Bank, während Ihre Kinder spielen.
- Bügeln Sie, während die Kinder spielen, und sehen Sie sich dabei einen schönen Film an (ja, Fernsehen ist nicht gut für kleine Kinder, aber in Krisenzeiten heiligt der Zweck, nämlich dass Sie nicht zusammenklappen, die Mittel).
- Legen Sie sich morgens, wenn die Kinder aus dem Haus sind und Ihr Neurodermitis-Kind nach einer anstrengenden Nacht endlich schläft, auch wieder hin.
- Lassen Sie den Pizza-Service das Mittagessen bringen.

Sicher fällt Ihnen noch viel mehr ein. Schreiben Sie alles auf!

> Was immer Ihnen hilft, die Belastung für die Geschwisterkinder erträglich zu gestalten, tun Sie es! Und wenn Sie morgens, noch im Schlafanzug, mit ihnen in den Garten gehen und Seifenblasen fliegen lassen.

## Ziehen Sie Bilanz!

*Denken Sie einmal über Ihre gesunden Kinder nach*

Wenn Sie das nächste Mal Ihre Kinder (oder wenn Sie nur zwei Kinder haben, Ihr gesundes Kind) beobachten, wie sie in ihr Spiel vertieft sind, ihre Hausaufgaben machen oder im Bett liegen und schlafen, denken Sie einmal über Folgendes nach:
- Wie war das damals, als Sie mit diesem Kind schwanger waren?

### Wie geht's Ihren Kindern?

- Wie haben Sie die Nachricht von der Schwangerschaft aufgenommen?
- Wie haben Sie die Schwangerschaft erlebt, die Geburt und die erste Zeit mit Ihrem Baby?
- Haben Sie vielleicht gespürt, mit welcher Botschaft das Kind zu Ihnen gekommen ist?
- Oder hatten Sie den Wunsch, Ihr Kind mit all Ihrer Kraft und Liebe ins Leben zu begleiten?

*Fragen, mit denen Sie die Beziehung zu Ihren gesunden Kindern in den Mittelpunkt stellen*

Sammeln Sie noch mehr Fragen dazu, schreiben Sie Ihre Antworten auf und nehmen Sie sich die Zeit, es immer wieder mal durchzulesen. In dieser Zeit liegen die Wurzeln Ihrer Beziehung zu Ihrem Kind. Wie auch immer heute Ihre Situation ist, erinnern Sie sich an all das Schöne, das dieses Kind in Ihr Leben gebracht hat.
- Woran erinnern Sie sich besonders gern?
- Was sind Ihre Lieblingsbilder in den alten Fotoalben?
- Wie würden Sie Ihr Kind beschreiben?
- Wem ähnelt es?
- Wo sehen Sie seine Stärken, wo seine Schwächen?

Vielleicht haben Sie aber auch keine schönen Erinnerungen an diese Zeit. Vielleicht hatten Sie eine schreckliche Schwangerschaft, eine traumatische Geburt oder eine schlimme Zeit mit Ihrem Baby, das immer nur geschrien hat oder ständig krank war.

*Stellen Sie sich auch unangenehmen Erinnerungen*

Versuchen Sie auch dann, sich an alles zu erinnern. Erlauben Sie all den Gefühlen, die Sie lieber nicht hätten, ans Licht zu kommen, und versuchen Sie, Ihren Frieden zu schließen – mit sich selbst, mit Ihrem Kind und mit der Situation. Es kann helfen, mit jemandem darüber zu reden, dem Sie vertrauen. Oder alles aufzuschreiben und dann zu verbrennen.

Finden Sie heraus, was das Richtige für Sie ist und wer Ihnen helfen kann. Bemühen Sie sich, ehrlich zu sich selbst zu sein. Das ist der erste Schritt zu einer verbesserten Beziehung zwischen Ihnen und Ihrem Kind.

*Eine besondere Form der intensiven Kontaktaufnahme*

Sie können auch noch weitergehen und ganz intensiven Kontakt zu dem Geschwisterkind aufnehmen, mit dem Sie sich gerade gedanklich beschäftigen.
- Schließen Sie die Augen, stellen Sie sich Ihr Kind vor, spüren Sie so deutlich wie möglich, wie es sich fühlt, wie es ihm geht.
- Fragen Sie, was Sie jetzt gerade für es tun können.
- Vielleicht wünscht es sich eine bestimmte Farbe von Ihnen. Dann hüllen Sie Ihr Kind bildlich ganz in diese Farbe ein.
- Vielleicht wünscht es sich etwas ganz Bestimmtes von Ihnen:
  – dass Sie ihm besser zuhören
  – dass Sie weniger an ihm herumnörgeln
  – dass Sie mehr mit ihm schmusen
  – dass Sie ihm öfter etwas vorlesen
  – dass Sie mal nur mit ihm alleine etwas unternehmen

Nehmen Sie diese Wünsche ernst und bemühen Sie sich, sie zu erfüllen. Auch wenn es nicht immer so klappt, wie Sie sich das vornehmen – Ihr Kind spürt Ihr Bemühen und wird dankbar und freudig darauf reagieren.

*Was Sie bei Schuldgefühlen gegenüber sehr kleinen Kindern tun können*

Wenn Ihre Schuldgefühle Sie sehr plagen und Ihre Kinder zu klein sind, als dass Sie mit Ihnen darüber reden könnten, ist folgende Übung hilfreich:
- Stellen Sie sich Ihr Kind (dasjenige, mit dem Sie sich gerade gedanklich beschäftigen) vor und sagen Sie ihm ehrlich, wie Sie sich fühlen.

### Wie geht's Ihren Kindern?

- Lassen Sie es wissen, dass Sie darunter leiden, dass Sie im Moment so wenig Zeit und Energie haben.
- Drücken Sie Ihr Bedauern, Ihre Trauer, Ihren Zorn über die Situation aus.

Sie werden sich befreit fühlen. Und Sie werden in den folgenden Tagen feststellen, dass Ihre Worte bei Ihrem Kind angekommen sind. Es ist fast ein bisschen unheimlich, aber Ihr Kind hat Ihre Worte vernommen.

In sehr schlimmen Zeiten mit Ihrem Neurodermitis-Kind kann es passieren, dass Sie Dinge tun, für die Sie sich später schämen:

- Sie fauchen Ihre Kinder an, sie sollen Sie gefälligst in Ruhe lassen.
- Sie hören gar nicht zu, wenn sie Ihnen etwas erzählen.
- Sie schreien Ihre Kinder für Nichtigkeiten an.
- Ihnen rutscht die Hand aus.
- Sie knallen die Tür zu, setzen sich ins Auto und fahren los – irgendwohin, nur weg.

*Dinge, für die Sie sich später schämen*

> Sie leben in einer Ausnahmesituation. Das bedeutet, dass Sie im Moment so reagieren, wie Sie es normalerweise nie tun würden.

#### Tipp

Ich weiß aus leidvoller Erfahrung, wie schwer es zu ertragen ist, dass man zu solchen Reaktionen fähig ist. Wenn Sie sich Ihre Handlungen oder Worte gar nicht verzeihen können, versuchen Sie es einmal mit der

Verzeihens-Übung im Kapitel »Wer oder was ist schuld am Elend meines Kindes?«

## *Was tut Ihren Kindern gut?*

Wenn es Ihnen besser geht und Sie wieder Kräfte frei haben, fragen Sie Ihre Kinder, was sie gern mit Ihnen zusammen tun würden. Auch wenn es etwas ist, was Sie gar nicht mögen – bitte machen Sie Ihren Kindern die Freude!

*Gehen Sie auf die Wünsche Ihrer Kinder ein*

- Überwinden Sie Ihre Abneigung gegen Barbie-Puppen und spielen Sie einen Nachmittag lang mit Ihrer Tochter »Barbie geht zur Party« oder »Barbie kauft neue Garderobe«.
- Überwinden Sie Ihre Angst, sich lächerlich zu machen, und leihen Sie sich ein Paar Inliner, um mit Ihren Kindern zu fahren.
- Lassen Sie sich von den Kindern ein Computerspiel erklären und spielen Sie es dann mit Ihnen, auch wenn Sie es scheußlich finden.
- Schauen Sie einmal nicht aufs Geld und essen Sie mit Ihren Kindern den größten Eisbecher, der auf der Karte steht.

Was fällt Ihnen sonst noch ein? Fragen Sie Ihre Kinder nach ihren Wünschen!

*Machen Sie etwas Gutes aus jeder Situation*

Die Neurodermitis ist eine große Belastung für die ganze Familie. Lassen Sie sich davon nicht unterkriegen. Wie schlimm Ihre Situation auch gerade ist, machen Sie etwas Gutes daraus. Und wenn Sie nur einen heißen Kakao mit Sahne zubereiten, um nicht

## Wie geht's Ihren Kindern?

völlig im Elend zu versinken. Tun Sie etwas für sich und die Kinder. Wie gering das auch sein mag. Sie haben es in der Hand, dafür zu sorgen, dass es Ihnen allen besser geht.

In einer unserer schlimmsten Krisen mit Marc Leon hat eine Freundin mir Folgendes aufgeschrieben. Ich freue mich, wenn es Ihnen auch helfen kann:

Ich kann mich ins Gestern flüchten,
an das Morgen verlieren
und das Heute verpassen.
Ich kann meine Vergangenheit leugnen,
meine Zukunft bezweifeln
und meine Gegenwart beklagen.

Ich kann meinen Wurzeln nachspüren,
mich nach dem Himmel ausstrecken,
und so wie ich bin
dem einen oder anderen
ein wenig Schatten anbieten.
Ich kann so viel.
Es liegt an mir.

Sie können es, liebe Leserin! Wirklich. Auch wenn Sie ganz unten sind.
Hier ein paar Vorschläge:
- Gehen Sie heute Abend mit Ihrem Mann essen und reden sie *nicht* über die Neurodermitis mit all ihren Problemen.
- Nehmen Sie jetzt gleich Ihre Kinder in den Arm und sagen Sie ihnen, dass Sie sie lieb haben.
- Stellen Sie sich mit Ihrem kranken Kind vor den Spiegel und sagen Sie Ihrem Spiegelbild: »Wir schaffen

*Was Sie tun können, wenn Sie ganz unten sind*

das«. Auch wenn Sie in Tränen aufgelöst sind oder vor lauter Erschöpfung nicht mehr gerade stehen können.
- Schreiben Sie sich selbst einen Brief und loben Sie sich dafür, dass Sie bis hierher durchgehalten haben. Sprechen Sie sich selbst Mut zu, dass Sie auch weiter durchhalten werden.
- Kaufen Sie sich einen Blumenstrauß. Sie haben ihn verdient!
- Betrachten Sie sich im Spiegel. Ja, Sie sind müde und völlig erschöpft. Sie haben Augenringe, sind verheult und sehen schrecklich aus. Aber Sie helfen gerade Ihrem kranken Kind durch eine schlimme Zeit hindurch. Seien Sie stolz auf sich!

> Ihre Kraft und Ihre Liebe sind für Ihre Familie ein großes Geschenk. Machen Sie sich das immer wieder bewusst.

### *Wo kann ich mehr darüber lesen?*
SCHOENAKER, THEO:
Die Kunst, als Familie zu leben, Herder Verlag, Freiburg 2000
*Verblüffend einfache Tipps für das Familienleben in »normalen« und in turbulenten Zeiten.*

# *Ständiger Schlafmangel – Wie Sie trotzdem fit bleiben*

In zahlreichen Versuchen haben Wissenschaftler herausgefunden, welche Folgen Schlafentzug haben kann. Die Liste reicht von Kreislaufstörungen und erhöhter Infektanfälligkeit bis zu Halluzinationen und Delirien.

*Schlafmangel und seine Folgen*

Sie sehen, liebe Leserin, dass ständiger Schlafmangel Sie tatsächlich an den Rand Ihrer Kräfte bringen kann. Schlafentzug ist nicht umsonst seit eh und je eine Foltermethode. Unter Entzug von Nachtschlaf brechen Menschen früher oder später körperlich, seelisch und geistig zusammen.

Warum das so ist, wird verständlich, wenn man bedenkt, dass der Schlaf der körperlichen und geistigen Regeneration dient und die Träume dem Verarbeiten von Seeleninhalten.

Nach einer Nacht ohne oder mit sehr wenig Schlaf werden Sie sich lediglich ein wenig verkatert und schlecht gelaunt fühlen. Nach zwei und mehr Nächten stellen Sie fest, dass Sie gar nicht mehr richtig da sind. Sie fühlen sich wie in Watte gepackt, Geräusche erreichen Sie nur wie von ganz weit her. Sie sind superempfindlich, brechen aus nichtigen Anlässen in Tränen aus und wissen gar nicht mehr, wohin mit sich.

*Mehrere durchwachte Nächte lassen Sie superempfindlich reagieren*

Leider wird Ihnen das immer wieder passieren, wenn Sie Mutter eines Kleinkindes mit Neurodermitis sind.

Lassen Sie uns gemeinsam überlegen, was Sie tun können, um heil da durchzukommen.

*Was Sie für sich tun können*

- Vielleicht können Ihr Mann, die Oma oder eine liebe Freundin zumindest am Wochenende die »Nachtschicht« übernehmen, damit Sie schlafen können. Wenn das nicht gleich klappt, verzweifeln Sie nicht. Ihr Körper ist inzwischen eingestellt auf Alarmbereitschaft. Das können Sie tun, um wieder »umzuschalten«:
  - Lernen Sie Entspannungstechniken wie Autogenes Training, Yoga oder Meditation. Sie können auch vor dem Einschlafen entspannende Musik hören oder eigens dafür gemachte Meditations-Kassetten.
  - Stellen Sie sich bildhaft vor, wie Sie gut und reichlich schlafen und frisch und gestärkt morgens aufstehen (s. Kapitel »Visualisieren«).
  - Machen Sie es sich richtig gemütlich: Nehmen Sie ein Bad mit wohlriechenden Essenzen wie z. B. Lavendel, cremen Sie sich anschließend ein, ziehen warme Socken an und legen sich dann ins Bett mit einem schönen Buch, Kerzenlicht und einer Tasse Kräutertee.
  - Gehen Sie möglichst häufig an die frische Luft.

*Kaffee, Tee oder Schlafmittel sind auf Dauer nicht empfehlenswert*

- Auch wenn die Versuchung groß ist, bekämpfen Sie Ihre Müdigkeit bitte nicht dauerhaft mit starkem Kaffee oder Tee und Ihre Schlafprobleme nicht mit Schlafmitteln. Ich kann Ihnen versichern, dass der Schaden größer ist als der kurzfristige Nutzen, den Sie daraus ziehen. Fragen Sie stattdessen Ihren Arzt oder Heilpraktiker nach pflanzlichen Medikamenten. Ich habe in Zeiten extremen Schlafmangels gute Erfahrungen gemacht mit Aspirin plus C (in Maßen!), Baldrian Dispert Dragees, Zincum Valerianicum

Tropfen (ein homöopathisches Beruhigungsmittel) und der Bachblüte Impatiens.

> Ständiger Schlafentzug hat schwer wiegende Folgen. Suchen Sie rechtzeitig Hilfe.

## *Wo kann ich mehr darüber lesen?*

COREN, STANLEY:
Die unausgeschlafene Gesellschaft, Rowohlt Verlag, Reinbek 1999
*Ein Buch, das ausführlich die Konsequenzen von zu wenig Schlaf beschreibt und für zehn Stunden Nachtschlaf plädiert. Hilfreich für Sie, liebe Leserin, um Ihre Symptome besser einordnen zu können. Bitte nicht lesen, wenn Sie gerade sehr wenig Schlaf bekommen.*

DEGEN, ROLF:
Der kleine Schlaf zwischendurch, Rowohlt Verlag, Reinbek 1997
*Ein schön zu lesendes Plädoyer für Mittagsschlaf, Nickerchen und Co.*

MANZEL, PETER-PAUL:
Gesunder Schlaf, Mosaik Verlag, Berlin 1999
*Wie man gut in den Schlaf kommt und morgens gut aus dem Bett. Mit vielen Tipps und Beispielen.*

## *Starke Gefühle und wie Sie damit umgehen können*

Der tägliche und nächtliche Umgang mit einem Neurodermitis-Kind löst starke und nicht immer angenehme Gefühle aus: Neid auf die Eltern gesunder Kinder, Angst, dass Sie der Situation nicht gewachsen sind, Scham darüber, wie schlimm Ihr Kind gerade wieder aussieht, Trauer usw.

*Fürchten Sie sich nicht vor starken Gefühlen*

Die Intensität dieser Gefühle wird Sie erschrecken. Trotzdem möchte ich Ihnen ans Herz legen, sich mit Ihren Gefühlen auseinander zu setzen. Wenn Ihr Kind also gerade nicht an einem akuten Schub leidet und Sie sich einigermaßen fit fühlen, probieren Sie es aus.

Nehmen Sie ein Blatt Papier und einen Stift und schreiben Sie als Überschrift das Gefühl, mit dem Sie sich beschäftigen wollen, zum Beispiel Neid.

*Drücken Sie Ihre Gefühle in Worten aus*

Schreiben Sie darunter: »Ich bin neidisch auf …, weil …« Setzen Sie die Namen aller Personen ein, die Ihnen in den Sinn kommen und schreiben Sie alle »Weils« auf, die Ihnen einfallen.

Beispiel:
Ich bin neidisch auf Annette, weil ihr Kind so eine schöne Haut hat.
Ich bin neidisch auf Martina, weil sie eine Freundin hat, die ihr zuhört.

*Starke Gefühle und wie Sie damit umgehen können*

Ich bin neidisch auf Jochen, weil er eine Therapie gefunden hat, die seinem Kind hilft.

Hier sind Sie wieder mit den »Abgründen Ihrer Seele« konfrontiert. Langsam werden Sie Übung darin bekommen und nicht mehr ganz so entsetzt sein. Wenn Ihnen nichts mehr einfällt, schreiben Sie zum Schluss: Es ist in Ordnung, dass ich neidisch bin.
Ihre gute Erziehung wird Ihnen dazwischenfunken wollen. Ignorieren Sie sie einfach. Schließlich sagen Sie den Leuten ja nicht, dass Sie auf sie neidisch sind. Sie gestehen es sich lediglich selbst ein. Und wenn dieses Gefühl schon einmal da ist, müssen Sie sich auch darum kümmern. Das ist wie mit unerwünschtem Besuch: Niemand hat ihn eingeladen, aber da er nun mal da ist, tut man sein Bestes. Entweder verschwindet er schnell wieder – zu Ihrer Erleichterung. Oder er bleibt länger und stellt sich doch noch als netter Besuch heraus – ebenfalls zu Ihrer Erleichterung.
Neid kann zu einer starken Antriebskraft werden, Ihre Situation zu verändern. Leider empfinden wir ihn meistens als negativ, so wie den unerwünschten Besuch. Ich möchte Ihnen vorschlagen, sich eingehend mit ihm zu beschäftigen. Geben Sie ihm die Chance, sich zu verwandeln!

*Es ist in Ordnung, dass Sie auf Eltern von gesunden Kindern neidisch sind*

*Nutzen Sie den Neid als Antriebskraft zur Veränderung*

Vielleicht ist es aber auch die Angst, die Ihnen am meisten zu schaffen macht. Dann möchte ich Ihnen vorschlagen, sich einen Moment ruhig hinzusetzen, und zu versuchen, Ihre Angst in Worte zu fassen. Wovor fürchten Sie sich genau?
Davor,
- dass diese schrecklichen blutigen Ausschläge nie wieder verschwinden?

- dass Sie nie mehr richtig schlafen werden?
- dass Ihre Ehe den Belastungen nicht gewachsen ist?
- dass Ihre gesunden Kinder zu kurz kommen?
- dass die Menschen sich abwenden von Ihrem entstellten Kind?

Oder ist da noch etwas anderes?

*Sprechen Sie mit Ihrer Familie über Ihre Ängste*

Wenn Sie konkret formulieren können, wovor Sie Angst haben, sprechen Sie bitte mit den betreffenden Personen darüber. Sagen Sie Ihren größeren Kindern, dass Sie Angst haben, ihnen nicht gerecht werden zu können. Sagen Sie Ihrem Mann, dass Sie sich sorgen um Ihre Ehe. Das ist die einfachste Methode festzustellen, was an Ihren Ängsten wirklich dran ist. Und es gibt Ihnen die Möglichkeit, im gemeinsamen Gespräch nach Lösungen zu suchen.

Sollten Ihre Ängste berechtigt sein und Ihre familiäre Situation ist so belastet, dass Sie nicht allein damit fertig werden, dann scheuen Sie sich nicht, um Hilfe zu bitten. Es muss nicht gleich ein Psychologe oder ein Therapeut sein. In vielen Städten gibt es heute Beratungsstellen zum Beispiel der evangelischen Kirchen, der Diakonie, der AWO usw. Dort finden Sie kompetente Gesprächspartner oder bekommen die Adresse von jemandem, der Ihnen helfen kann.

*Bitten Sie um Hilfe*

Wenn sich im Gespräch mit Ihrem Mann und Ihren Kindern herausstellt, dass Ihre Ängste unberechtigt sind, Sie aber trotzdem hartnäckig von Ihnen verfolgt werden, gibt es mehrere Wege heraus. Der meiner Ansicht nach wirkungsvollste (und originellste) ist, die Befürchtungen ins Groteske zu steigern. Sie werden bald feststellen, dass Ihre Ängste sich beleidigt zurückziehen. Keine Sorge: Sie sollen sich nicht über Ihre Situation lustig machen. Es geht nur darum, Ihren Gefühlen Raum zu geben. Probieren Sie's einfach mal:

Nehmen wir an, Ihre größte Angst ist, dass Ihr Mann die Nase voll hat von der Belastung durch Ihr krankes Kind. Malen Sie sich aus, was als Schlimmstes passieren könnte. Schwelgen Sie so richtig im Drama. Produzieren Sie Ihre eigene Seifenoper. Ihrer Fantasie sind keine Grenzen gesetzt.

*Übersteigern Sie Ihre Ängste, bis Sie darüber lachen können*

Vielleicht stellen Sie sich vor, dass Ihr Mann wie in dem Lied von Udo Jürgens feststellt, er war noch niemals in New York und auch noch niemals auf Hawaii. Er geht abends Zigaretten holen und merkt, dass er alles dabei hat, was er braucht, um zu verschwinden: Personalausweis, Kreditkarten etc.

Bevor Sie überhaupt merken, dass er nicht nach Hause gekommen ist, hat er schon das Konto leer geräumt und sitzt im Flieger überm Atlantik. Ihre Schwiegermutter sagt dazu nur, Sie seien selber schuld. Da Sie nicht arbeiten und auch über kein eigenes Geld verfügen, sperrt die Bank Ihnen das Konto, Sie verlieren die Wohnung oder das Haus und können die Arztrechnungen für Ihr krankes Kind nicht mehr bezahlen. Schließlich fangen Sie aus lauter Verzweiflung an zu trinken, das Jugendamt nimmt Ihnen die Kinder weg und gibt sie in Pflegefamilien und Sie enden unter den Brücken Ihrer Heimatstadt Seite an Seite mit den Clochards, deren einziger Trost im Rotwein liegt.

Nun, was ist mit Ihren Ängsten? Haben sie sich beleidigt zurückgezogen? Und Sie? Liegen Sie vor Lachen schon am Boden? Prima. Wenn Sie aufgehört haben zu japsen, jagen Sie Ihre Ängste endlich zum Teufel. Soll der sich doch damit rumschlagen! Das ist Ihnen zu hart? Okay, dann schicken Sie sie zurück ins Reich der Fantasie, wo sie auch hingehören.

> Zeigen Sie Ihren Ängsten, dass Sie sie beherrschen.

### Tipp
Den Themen Trauer und Wut, ebenfalls sehr starken Gefühlen, habe ich Extra-Seiten gewidmet. Über Wut können Sie lesen im Kapitel »Wohin mit meiner Wut?«, über Trauer im Kapitel »Heilungsrituale«.

### Wo kann ich mehr darüber lesen?
KAST, VERENA:
Neid und Eifersucht. Die Herausforderung durch unangenehme Gefühle, Deutscher Taschenbuch Verlag, München 1998
*Neid und Eifersucht werden hier als verdrängtes Potenzial gedeutet. Diese Gefühle können uns in unserer Entwicklung voranbringen, wenn wir den Mut haben, uns ihnen zu stellen.*

WOLF, DORIS:
Ängste verstehen und überwinden. Gezielte Strategien für ein Leben ohne Angst, Verlag PAL, 2000
*Erklärungen für »reale« Ängste und solche, die aus dem Nichts zu kommen scheinen, sowie gut umsetzbare Lösungen.*

## *Krise – nichts geht mehr*
## *Wie Sie heil wieder heraus-*
## *kommen*

Ihr Kind hat einen akuten Schub, kratzt sich die Haut blutig, einige Stellen eitern bereits wieder. Es lässt sich nicht trösten, nicht ablenken, wimmert vor Schmerzen und kratzt sich wie besessen. Sie haben seit zwei Nächten nicht mehr richtig geschlafen, Ihr Mann ist gerade auf Geschäftsreise, die Oma, die sonst immer hilft, liegt krank im Bett und Ihre Große hat morgen Geburtstag. Sie sitzen morgens um 10 schon in Tränen aufgelöst auf dem Sofa und wissen nicht mehr ein noch aus. Mit einem Wort: Krise.

Lassen Sie uns gemeinsam überlegen, was sich tun lässt, bevor es wieder einmal so weit ist. Hier sind ein paar Fragen zum Krisenmanagement:
- Wen können Sie anrufen außer der Oma?
- Wer könnte den Einkauf erledigen, das Mittagessen kochen, putzen helfen und mit den Kindern spazieren gehen?
- Wem würden Sie Ihr krankes Kind wenigstens für eine Stunde anvertrauen, damit Sie eine Pause bekommen?
- Welche liebe Freundin würde mit Ihnen gemeinsam den Geburtstag Ihrer Großen vorbereiten?
- Was können Sie für sich tun? Machen Sie eine Liste der Dinge, von denen Sie wissen, dass sie Ihnen gut

*Was Sie tun können, wenn nichts mehr geht*

tun, und deponieren Sie diese Liste dort, wo Sie sie immer sehen können. Gerade in schlimmen Zeiten vergisst man nämlich völlig, was man braucht, um durchzuhalten. Ein paar Beispiele:
- ein langer Spaziergang
- ein Telefongespräch mit einem Menschen, der wirklich zuhören kann
- eine Stunde hinlegen und ausruhen
- ein Nachmittag in der Sauna
- sich in ein Lieblingsbuch vertiefen
- ein Bad mit dem schönsten Badesalz, das Sie haben

*Tun Sie das, was Ihnen jetzt gut tut*

Versuchen Sie herauszufinden, was jetzt für Sie dringend notwendig ist, und setzen Sie es in die Tat um. Es braucht Überwindung und eine Portion Mut, auch einmal nur an sich selbst zu denken. Aber bitte machen Sie sich auf den Weg! Was immer Sie tun, es ist ein Anfang. Und denken Sie bitte daran: was Sie jetzt für sich tun, hilft letztlich Ihrem kranken Kind und der ganzen Familie. Noch mal: Wenn Sie zusammenklappen, geht gar nichts mehr.

*Meine persönliche Liste für Krisenzeiten*

Wenn Sie immer noch keine Idee haben, was Sie sich Gutes tun könnten, um die Krise zu überstehen – hier ist meine persönliche Liste zur Vorbereitung auf Krisenzeiten:
1. Eine Liste mit allen Telefonnummern von Menschen, die auf irgendeine Art helfen können, neben das Telefon legen (oder noch besser: die Nummern speichern).
2. Einen Rückzugsort schaffen, wo man ungestört alle Gefühle ausdrücken kann.
3. Mit dem behandelnden Arzt/Therapeuten im Voraus verabreden, dass er Cortison verschreibt,

wenn Sie und das Kind nicht mehr können. Ja, ich weiß, das ist keine Lösung, aber dennoch sehr hilfreich, wenn Sie alle mit Ihren Kräften völlig am Ende sind.

4. Reichlich Vorräte an Schokolade, Tee und Lieblingsspeisen anlegen. Mein persönlicher Geheim-Tipp: warmer Schokoladenpudding mit warmer Vanillesauce, direkt aus dem Kochtopf gegessen, hilft garantiert gegen die große Verzweiflung um drei Uhr morgens.
5. Reichlich Vorräte an Dingen anlegen, die gut tun: Öle für die Duftlampe, Bade-Essenzen, Körperöle usw. Rosenöl z. B. hilft gleich mehrfach: es entspannt, beruhigt, wärmt sehr angenehm und gibt Ihnen eine spürbare Schutzhülle für den Tag.

> *Legen Sie sich Vorräte von den Dingen an, die Ihnen gut tun*

6. Lachen über komische Filme (nehmen Sie Ihre Lieblingsfilme auf Video auf), über witzige Bücher (Kishons kleine Geschichten helfen immer) oder über Quatsch, den Sie mit den Kindern machen.

Wenn Sie gerade völlig verzweifelt sind, erscheint Ihnen dieser Tipp sicher ziemlich absurd. Versuchen Sie's trotzdem und schreiben Sie mir, ob es geholfen hat!

7. Ein Tagebuch führen. Wenn Sie mitten in der Krise stecken und nachlesen können, dass Sie die letzte Krise gemeistert haben, ist das eine große Hilfe.

> Machen Sie sich in Zeiten, in denen es Ihnen gut geht, Gedanken darüber, wie Sie die nächste Krise meistern können.

## Wo kann ich mehr darüber lesen?

KAST, VERENA:
Lebenskrisen werden Lebenschancen. Wendepunkte des Lebens aktiv gestalten, Herder Verlag, Freiburg 2000
*Wie an den »Bruchstücken« des Lebens positive Energien freigesetzt werden können.*

# *Die Frage nach dem Sinn – Versuch einer Antwort*

Ehrlich gesagt gibt es auch Zeiten, in denen kein einziger von den Ratschlägen aus dem letzten Kapitel hilft:

- Ihre Verzweiflung ist rabenschwarz.
- Sie können nicht einen Schritt mehr weiter.
- Sie sind längst über das Stadium der Tränen hinaus.
- Niemand – nicht mal die Menschen, die mit Ihnen zusammen für das kranke Kind sorgen – kann Ihre Verfassung nachvollziehen.
- Sie hadern mit dem Schicksal, ringen mit einem Gott, von dem Sie inzwischen bezweifeln, dass es ihn gibt.
- Vielleicht fühlen Sie sich wie Hiob, der sich sein Leben lang bemüht hat, ein rechtschaffener Mensch zu sein, und jetzt gar nicht verstehen kann, warum Gott zulässt, dass er so schrecklich leiden muss.

*Wenn alle guten Ratschläge nicht mehr helfen*

Allein können Sie diese Frage nicht beantworten. Was tun?

- Wenden Sie sich an eine Macht, die größer ist als Sie.
- Wenn Sie an Gott glauben, beten Sie zu ihm um Hilfe.
- Wenn nicht, versuchen Sie in Kontakt zu kommen mit der Macht, an die Sie glauben.
- Glauben Sie an gar nichts, dann gehen Sie in den Clinch mit dem Leben oder dem Schicksal.

- Äußern Sie Ihre Verzweiflung, Ihren Zorn, Ihre Ohnmacht, was immer Sie in sich spüren.
- Fragen Sie danach, warum gerade Sie und Ihr Kind so leiden müssen. Bestehen Sie auf einer Antwort. Notfalls schreien Sie danach. Lassen Sie sich nicht abspeisen. Fordern Sie Ihr Gegenüber heraus, wenn es sein muss, lautstark.

Sie werden eine Antwort bekommen. Vielleicht nicht sofort. Und vielleicht auch nicht so, wie Sie es sich vorgestellt haben. Aber Sie bekommen eine. Und mit ihr den Mut und die Kraft weiterzugehen. Bitte geben Sie nicht auf!

*Die Sinnfrage lässt sich nur individuell beantworten*

Ich glaube, die Sinnfrage lässt sich nur individuell beantworten, je nachdem, wie Ihr Weltbild aussieht, an was Sie glauben oder nicht glauben. Wenn in Ihrer Vorstellung von der Welt und vom Leben schon eine Erklärung vorhanden ist für Leid, Krankheit und Unglück, dann werden Sie es vermutlich leichter haben als jemand, der davon überzeugt ist, dass ein launisches Schicksal zufällig sein Kind mit der Neurodermitis gestraft hat. Vielleicht hilft es Ihnen, die Neurodermitis nicht als Krankheit zu sehen, die bekämpft und zum Verschwinden gebracht werden muss, sondern als Aufgabe, die es zu bewältigen gilt. In diesem Fall werden Sie zwar auch noch unter Rückschlägen und akuten Schüben leiden, aber Sie erleben solche Phasen nicht als persönliches Versagen.

*Wie Sie Ihre Sicht der Dinge verändern können*

Hier sind ein paar Vorschläge zu einer Veränderung der Sichtweise:
- Blicken Sie einmal zurück auf den Krankheitsverlauf Ihres Kindes und schauen Sie, welche Eigenschaften

*Die Frage nach dem Sinn – Versuch einer Antwort*

Sie an sich selbst entdeckt oder neu entwickelt haben.
- Vielleicht sind Sie geduldiger, offener, verständnisvoller geworden mit Ihrem Kind.
- Vielleicht haben Sie ein Gefühl für Ihre eigene Kraft und Stärke bekommen.
- Vielleicht wird in Ihrer Familie mehr miteinander geredet als vor Ausbruch der Krankheit.
  Was immer an positiven Veränderungen da ist, begrüßen Sie sie und freuen Sie sich darüber!
- Sie können auch alles aufschreiben, was Ihnen an Veränderungen auffällt, und in einer schwierigen Zeit noch einmal zur Ermutigung lesen.
- Hilfreich ist es, sich mit anderen Müttern auszutauschen, z. B. in einer Selbsthilfegruppe.
- Lesen Sie Bücher über Menschen, die mit großen Schwierigkeiten fertig geworden sind.

Auch hier gilt wieder: Werden Sie erfinderisch. Finden Sie heraus, was Ihnen helfen würde, Ihre eigene Antwort auf die Frage nach dem Sinn zu finden. Schrecken Sie auch nicht zurück vor scheinbar unkonventionellen Methoden. Vielleicht liegt gerade hier der Schlüssel zur Lösung Ihres Problems. »Richtig« ist das, was Ihnen letztendlich hilft.

*Nutzen Sie auch unkonventionelle Methoden*

Sollten Sie zu einer Antwort kommen, die Sie dazu auffordert, Ihr Leben entscheidend zu verändern, ist das erst mal ziemlich beängstigend.
Versuchen Sie bitte, diese Angst auszuhalten und auf Ihre innere Stimme zu hören. Eventuell müssen Sie sich für eine Weile zurückziehen, um diese Stimme deutlich hören zu können. Bitte tun Sie das, sobald Sie es einrichten können.

*Hören Sie auf Ihre innere Stimme*

- Fragen Sie sich, warum Sie Angst haben vor der Veränderung. Wir würde Ihr Leben dann aussehen? Malen Sie sich das so deutlich aus, wie Sie können.
- Fühlt es sich besser an als das, was Sie jetzt leben? Wenn Sie sich ganz sicher sind, machen Sie sich an die Arbeit. Sie müssen nicht gleich alles umkrempeln. Die Strategie der kleinen Schritte ist meistens viel hilfreicher. Achten Sie auf Ihre Gefühle bei jedem kleinen Schritt, den Sie gehen. Schauen Sie immer wieder Ihre Ängste an. Stellen Sie sich folgende Fragen:
  - Sind die Ängste begründet und wollen sie Sie vor etwas schützen?
  - Sind sie »selbst gemacht« und hindern sie Sie an etwas, was wichtig für Sie wäre?

*Finden Sie heraus, wohin Ihr Weg führt*

Je öfter Sie sich mit diesen Fragen beschäftigen, desto deutlicher werden Sie spüren, wohin Ihr Weg führt.

In diesem Zusammenhang sind auch die Fragen
- Wer bist du?
- Woher kommst du?
- Wohin gehst du?

interessant. Versuchen Sie, diese Fragen für sich und für Ihr Kind zu beantworten. Sie werden feststellen, dass sich die Antworten immer wieder verändern. Auch diese Übung bringt sie in Kontakt mit Ihrer inneren Stimme. Und sie kann Ihnen helfen, den Kontakt zu sich selbst und zu Ihrem Kind wiederherzustellen, wenn Sie ihn vorübergehend verloren haben.

*Stellen Sie den Kontakt zu sich selbst und zu Ihrem Kind immer wieder her*

Die Frage nach dem Sinn kann uns allerdings auch wegbringen von uns selbst, unserem Alltag und dem Leben, das wir uns geschaffen haben. Wenn Sie Alltägliches nicht mehr genießen können, das Schöne um

*Die Frage nach dem Sinn – Versuch einer Antwort*

sich herum nicht mehr sehen (die blühenden Blumen im Vorgarten, den Sonnenuntergang, das Lachen Ihrer Kinder), ist es an der Zeit innezuhalten. Für mich persönlich mache ich immer wieder die Feststellung, dass sich mit der »Warum?«-Frage viel besser umgehen lässt, wenn man sich auf das scheinbar Kleine, leicht Übersehbare konzentriert. Und vielleicht liegt gerade darin die Antwort, die Sie suchen.

Ich möchte Ihnen noch zwei Sätze mit auf den Weg geben, die mir immer wieder sehr geholfen haben. Der eine ist von einer wunderbaren Kinderärztin, die tagtäglich mit Leid und schwerer Krankheit von Kindern zu tun hatte:

»Das Leid hat überhaupt nur einen Sinn: dass es die Menschen wach macht für das Gute.«

Der andere stammt von Dietrich Bonhoeffer, geschrieben während seiner Zeit im KZ:

»Von guten Mächten wunderbar geborgen
erwarten wir getrost, was kommen mag
Gott ist mit uns am Abend und am Morgen
und ganz gewiss an jedem neuen Tag.«

*Antworten auf die Frage nach dem Warum*

Wenn Sie aus all den kleinen Geschenken, die jeder Tag für Sie bereithält (Sie müssen sie nur wahrnehmen!), Kraft und Freude beziehen können, dann können Sie auch mit den großen Problemen umgehen, die das Leben für Sie bereithält.

*Wo kann ich mehr darüber lesen?*
LEISNER, REGINE:
An Krisen reifen. Buddhistische Perspektiven für schwere Zeiten, Verlag Theseus, 2000

*Praktische Hilfen für die kleinen und großen Krisen des Lebens vor dem Hintergrund der buddhistischen Lehre.*

SCHNEIDER, REGINE:
Lebenskrisen als Chancen, Fischer Verlag, Frankfurt 1998
*Dieses Buch hilft Ihnen, mit der veränderten Lebenssituation umzugehen, die Angst zu überwinden und einen neuen Anfang zu wagen.*

# *Epilog*

## *So geht's meinem Kind heute*

Sonntagmorgen, halb sechs. Ich träume. Ein zartes Stimmchen direkt neben meinem linken Ohr spricht von Hunger. Ein Albtraum. Als ich mich auf die andere Seite gedreht habe, ist das Stimmchen immer noch da, allerdings nicht mehr so zart.
»Mama, warum schläfst du denn?«
Ja, warum schlafe ich bloß um diese Zeit?
»Schatz, bitte«, flöte ich schlaftrunken, »weck doch Papa, wenn du Hunger hast!«
»Mama!« Jetzt ist mein Sohn entrüstet. »Der schläft doch noch!«
Ich seufze in mein Kopfkissen hinein.
»Maaaama! Nicht schlafen!«
Marc Leons Engelsstimmchen mutiert zum Kontrabass. »*Ich hab Hunger!*«
»Oh, Marc Leon«, stöhne ich, »weißt du eigentlich wie spät es ist?«
»Nein«, sagt mein Sohn fröhlich, »ich kann keine Uhr!«
Zwei Minuten später stehe ich schlaftrunken vor dem Toaster. Marc Leon kommt von der Toilette.
»Hallo, meine kleine Mami. Guten Morgen! Honig-Toast will ich.«
Ich klappe mit Mühe meine Augen auf und sehe, dass Marc Leon den Bademantel von seinem großen Bruder

*Ein Sonntagmorgen mit Marc Leon*

*»Maaaama! Nicht schlafen!«*

angezogen hat, die Kapuze auf dem Kopf und den unteren Teil des Bademantels wie eine Schleppe hinter sich herziehend. Mein Ärger verraucht, ich nehme ihn in den Arm und drücke ihm einen Kuss auf die Nase.
»Guten Morgen, Marc Leon!«
»Doch nicht Marc Leon«, tönt es entrüstet unter der Kapuze. »Ich bin Power Ranger!«
»Oh, Entschuldigung, Power Ranger!«
»Das musst du dir aber jetzt mal merken!«, sagt mein Sohn mit einem vorwurfsvollen Blick. Und fügt angesichts meiner Müdigkeit hinzu: »Nicht schlafen, ich will noch einen Toast. Und dann noch einen. Und dann noch ganz viele.«

*»Mama, du bist wirklich nett!«*

Als ich den ersten von ganz vielen Toasts für ihn mache, streichelt Marc Leon zart meine Hand und sagt: »Weißt du, du bist wirklich nett!«

Marc Leon ist jetzt fünf Jahre alt und seit fast zwei Jahren beschwerdefrei. Aus dem geschwächten, apathischen Häufchen Elend mit dem vom Schmerz gezeichneten Gesicht ist ein lebensfrohes, selbstbewusstes Kind geworden. Seine Haut zeigt nur noch selten Symptome, lediglich eine leichte Trockenheit ist zurückgeblieben. Viele Menschen nennen ihn ein »Zauberkind«. Wenn er in ein Zimmer kommt, sagen sie, ist es, als ob die Sonne aufgeht.

*Die Haut ist noch trocken, aber ohne Symptome*

Immer noch hat er viel nachzuholen. Er ist klein für sein Alter und sehr schmal. Krabbeln und laufen konnte er erst recht spät, immer wieder unterbrochen von schlimmen Schüben, die ihn so entkräftet haben, dass er getragen oder im Wagen gefahren werden musste. Er kann stundenlang ganz vertieft für sich allein spielen, sich selbst Geschichten erzählen und mit einer Engelsstimme Lieder vorsingen. Andererseits freut er sich sehr, wenn seine Geschwister oder Besucherkinder da sind, kommt richtig aus sich heraus und spielt und tobt mit viel Ausdauer.

Mit Spielzeug und Puppen, auch mit Babys ist er sehr liebevoll. Er weckt seine Puppen mit einem Lied, hebt sie vorsichtig aus dem Bett, trägt sie an den Frühstückstisch und fragt, was sie essen möchten. Zwischendurch fällt ihm ein, dass sie noch nicht gewickelt sind. Er springt auf, ruft »Oje, aua Popo« und holt eine Windel.

*Liebevoller Umgang mit Puppen und Babys*

Mit fast drei Jahren, kurz nach der letzten schlimmen Phase, hat er in einem unbemerkten Moment eine kleine Puppe von oben bis unten dick mit Penatencreme eingeschmiert. Nur Augen, Ohren, Mund und Nase schauten noch aus der weißen Schicht heraus. Als ich ansetzen wollte, lauthals zu schimpfen, baute er sich vor mir auf, die Hände in die Hüften gestemmt, blitzte mich wütend an und zeterte: »Ruhe jetzt. Puppe kratzen. Aua haben. Ich Creme holt.«

# Ein Erfahrungsbericht

## Der Verlauf der Neurodermitis-Erkrankung bei meinem Kind

Liebe Leserin,
hier habe ich Ihnen ein paar Auszüge aus meinem Tagebuch aufgeschrieben. Zum einen, damit Sie sehen, wie es uns wirklich ergangen ist, und zum anderen, um Ihnen Mut zu machen. Bitte, geben Sie nicht auf. Egal, wie schlimm Ihre Situation im Moment ist – es gibt Heilung. Für Ihr Kind und für Sie. Im besten Sinne des Wortes.

ENDE APRIL 1995

*Unser drittes Kind ist kein Wunschkind*

Marc Leon ist kein Wunschkind. Als er sich ankündigt, sind unsere Kinder Sarah Mae und Jascha Sebastian viereinhalb und anderthalb Jahre alt. Mein Mann und ich fangen gerade an, uns wieder neu zu orientieren. Hinter uns liegen sehr schwierige Jahre. Wir haben uns in langer Therapie mit meiner traumatischen Vergangenheit auseinander gesetzt, dabei hart an unserer Ehe gearbeitet und außerdem noch einen langwierigen und kraftraubenden Prozess des Zusammenraufens mit meiner Schwiegermutter, die bei uns lebt, hinter uns gebracht. Gerade ist eine Ruhephase in unserem Leben eingetreten. Für den Herbst hatten wir unseren

*Ein Erfahrungsbericht*

ersten Urlaub zu zweit seit fünf Jahren geplant. Ich will wieder anfangen, in meinem Beruf als Dolmetscherin zu arbeiten. Das haben wir ausgiebig in der Familie besprochen. Ich freue mich sehr darauf und es würde unsere finanzielle Situation deutlich verbessern. Über die Schwangerschaft sind wir beide ziemlich geschockt. Jetzt noch mal von vorn anfangen? Wollen wir das wirklich?

MAI 1995
Lange Gespräche mit unserer Hebamme. Abtreibung ist auch heute noch ein Riesentabu. Dürfen wir das? Wollen wir das? Verkraftet unsere Ehe das? Und was ist danach? Schaffen wir eine weitere harte Belastungsprobe? Ich gerate in einen tiefen Zwiespalt. Nach all den Jahren, in denen ich gekämpft habe – in der Therapie, um meine Ehe, um die Selbstbehauptung gegenüber meiner Schwiegermutter –, kann und will ich nicht mehr. Ich bin müde. Ich möchte endlich mal an mich denken. Ist das egoistisch? Ich weiß es nicht.

*Abtreibung ist immer noch ein Tabu*

Ich möchte auch endlich Zeit haben für meinen Mann und mich. Wir kannten uns erst ein knappes Jahr, als unsere Tochter sich ankündigte. In dem Jahr hatten wir nur sehr wenig Zeit, uns wirklich kennen zu lernen. Als wir uns begegneten, war mein Mann verheiratet (seit 13 Jahren, ohne Kinder) und ich lebte in einer komplizierten Beziehung mit meinem damaligen Freund. Eine neue Partnerschaft erschien wirklich als das Allerletzte, was wir brauchen konnten. Und doch – das starke Gefühl, dass wir zusammengehören, trug uns heil und sicher durch die Turbulenzen unseres ersten Jahres und auch durch alle weiteren Belastungsproben.

*Würden wir mit einer dritten Schwangerschaft fertig werden?*

Ja, wir würden auch mit einer dritten Schwangerschaft fertig werden, aber der Preis erscheint mir viel zu hoch. Mein Mann überlässt nach vielen Gesprächen mir die Entscheidung. Ich weiß, er wird mich in jeder Situation unterstützen, aber auch das macht die Entscheidung nicht leichter. Ich fühle mich schlecht und schuldig. Darf eine Mutter überhaupt erwägen, ihr Kind nicht haben zu wollen?

ENDE MAI 1995
Unfähig, irgendeine Entscheidung zu treffen, gehe ich zu den ersten Untersuchungen bei der Gynäkologin. Die Ergebnisse sind sehr entmutigend. Einmal sieht es so aus, als habe der Embryo sich nicht richtig eingenistet, das nächste Mal sind keine Herztöne zu hören. Dann heißt es, das Baby entwickelt sich nicht richtig. Ich entschließe mich schweren Herzens, unserem ungeborenen Kind einen Brief zu schreiben und ihm alles zu erzählen: von meinen Ängsten, einem dritten Kind nicht das geben zu können, was es braucht, von meinen Sorgen, wie ich das alles kräftemäßig schaffen soll, und von meinen ehrlichen Bedenken, ob unsere Familie ein krankes Kind verkraften kann. Unter Tränen beende ich den Brief mit der Bitte an das Baby, nicht zu uns zu kommen. Jedenfalls nicht jetzt, in dieser Situation.

ENDE JUNI 1995
Die Last auf meinem Herzen ist leichter geworden, seit ich diesen Brief geschrieben habe, aber die Untersuchungsergebnisse bleiben unverändert schlecht. Zu meinem Erstaunen erwacht so etwas wie Kampfgeist in mir. Komm, Kleines, gib nicht auf, wir schaffen das! Dann, an meinem Geburtstag, die Entwarnung. Alles in Ordnung. Schwangerschaft intakt, Baby gesund. Es ist

*Das Baby ist gesund*

nicht in seiner Entwicklung zurück, sondern wir haben uns schlicht geirrt im Zeitpunkt der Empfängnis. Ich kann es nicht recht glauben. Aber dann freuen wir uns doch und fangen an, Pläne zu schmieden. Vielleicht kann ich freiberuflich arbeiten. Oder ich fange nach einem Jahr wieder in meinem Job an und mein Mann bleibt zu Hause bei den Kindern. Plötzlich gibt es Perspektiven.
Die Freude währt nicht lange. Das war alles zu viel. Mein Körper streikt. Die ganze Schwangerschaft hindurch plage ich mich mit einer Magenschleimhautentzündung und Erschöpfungszuständen. Ich kann kaum essen, fühle mich schwach und kraftlos und langsam verlässt mich der Mut. Vielleicht haben wir uns doch zu viel vorgenommen.

*Mein Körper reagiert mit Krankheit und Erschöpfung*

JULI/AUGUST 1995
Ich lasse mich homöopathisch behandeln und überstehe irgendwie die Schwangerschaft. Mehr schlecht als recht. Ich bin sehr traurig darüber und habe schon wieder ein schlechtes Gewissen. Meine ersten beiden Schwangerschaften waren so schön. Warum schaffe ich das hier nicht? Warum konnten wir uns nicht sofort über das Kind freuen? Das haben wir jetzt davon. Die Schuldgefühle lassen mich nicht los.

*Die Schuldgefühle bleiben*

WEIHNACHTEN 1995
Ich liege im Bett mit einem hartnäckigen Magen-Darm-Virus und verzweifle. Worauf haben wir uns bloß eingelassen?

ANFANG JANUAR 1996
Der Geburtstermin ist Ende Januar. Meine Kräfte reichen jetzt schon nicht mehr. Ich quäle mich durch die nächsten vier Wochen.

## 30. Januar 1996

*Eine problemlose Hausgeburt*

Die Geburt verläuft ohne Probleme. Wie unsere beiden »großen« Kinder kommt Marc Leon als geplante Hausgeburt zur Welt, im Beisein unserer Hebamme und der Ärztin. Sein Apgar-Wert ist optimal. Das Stillen macht keine Probleme. Marc Leon ist ruhig und zufrieden. Wir haben es geschafft!

## Ende Februar 1996

Marc Leon hat die ersten Hautausschläge. Silbrige, schlangenförmige Schuppen auf den Beinen und stark gerötete, trockene Knötchen und Pusteln auf der Brust. Unser Hausarzt sagt, er nennt es nicht gern Neurodermitis, weil das so endgültig klingt und als unheilbar gilt. Er gibt Marc Leon ein homöopathisches Mittel und ein rückfettendes Ölbad. Beides hilft nicht. Sofort packen mich die Schuldgefühle wieder. Kein Wunder, dass Marc Leon krank ist! Warum haben wir das alles nicht besser hingekriegt? Wenn wir uns gefreut hätten … Wenn ich in der Schwangerschaft besser auf mich aufgepasst hätte … Wenn ich nicht dauernd so erschöpft gewesen wäre … Ich zermartere mir den Kopf mit all diesen Wenn's, aber besser wird es davon nicht.

## Ende März 1996

*Ausschlag am ganzen Körper*

Inzwischen hat sich der Ausschlag über den ganzen Körper ausgebreitet. Marc Leon geht es sichtlich schlecht. Er ist nervös und unleidlich. Zu den Hautausschlägen ist ein eiterndes Auge hinzugekommen, das bis jetzt auf keine Augentropfen und kein Medikament reagiert hat. Wir gehen mit ihm zu einer Heilpraktikerin. Sie macht uns Mut. Das Stillen würde ihm sehr gut tun und sein Immunsystem nach und nach stärken. Ich

stille Marc Leon voll und will das auch weiter tun. Er bekommt eine homöopathische Kur verschrieben. Bestimmt wird bald alles wieder gut.
Wir atmen auf und setzen all unsere Hoffnung auf die Medikamente. Über viele Wochen tut sich überhaupt nichts.

Juni 1996
Wir wenden uns an eine anthroposophisch arbeitende Heilpraktikerin. Auch hier bekommt Marc Leon eine umfangreiche Kur verschrieben. Verschiedene Mittel für das Magen-Darm-System, für Leber und Galle, für die Bauchspeicheldüse, für die Nieren usw. In den kommenden Wochen beobachten wir, dass unser Sohn insgesamt stabiler wird und das Auge langsam heilt, aber der Hautzustand verändert sich nicht.
Inzwischen ist der Juckreiz unerträglich. Alle roten Stellen sind aufgekratzt, teilweise blutig und eiternd. Die Stimmung ist abwechselnd gereizt und hoffnungslos. Mein Mann, meine Schwiegermutter und ich teilen uns seit Monaten die Nächte mit unserem kranken Kind. Wir sind alle mit unserer Kraft am Ende. Marc Leon ist so geschwächt, dass er entweder sehr unruhig schläft, anhaltend wimmert oder apathisch in meinem Arm liegt.

*Der Juckreiz wird unerträglich*

Juli 1996
In unserer Verzweiflung probieren wir jetzt alles aus. Wir lassen Marc Leon auspendeln. Die Diagnose: keine Neurodermitis, sondern Herpes Zoster.
Eine Lebensmittelallergie, sehr häufig einhergehend mit oder sogar die Ursache von Hauterkrankungen, liegt nicht vor. Wir sind überglücklich. Das erspart uns lange, komplizierte Diäten. Den Herpes Zoster, so der

*Keine Lebensmittelallergie*

Therapeut, kann man heilen, wenn es auch lange dauert.

Marc Leon bekommt ein neues Medikament, diesmal eine homöopathische Hochpotenz. In den nächsten Wochen geht der Ausschlag quälend langsam und nur wenig zurück. Dann wieder Stagnation. Offensichtlich gibt es nichts, was wirklich hilft. Die Stimmung zu Hause ist auf dem Nullpunkt. Unsere beiden Großen fühlen sich massiv vernachlässigt. Sarah Mae reagiert mit Dauer-Kranksein, Jascha Sebastian kompensiert seinen Kummer mit heftigen Wutausbrüchen. Inzwischen leiden alle allein vor sich hin. Die Erschöpfung und die Verzweiflung sind so groß, dass wir kaum noch miteinander reden. Jeder versucht, irgendwie zu überleben.

*Jeder kämpft für sich allein*

Immer noch probieren wir »Wundermittel« aus. Eine Nachbarin hat von einer Lotion zum Abreiben der Haut gehört (»Tonicum Medical«). Sie kostet nicht gerade wenig, aber verschafft für kurze Zeit immerhin ein wenig Linderung.

*»Wundermittel« helfen nur vorübergehend*

Ein Arbeitskollege meines Mannes erzählt von einem Spray (»Novo Skin«). Unser Eindruck verstärkt sich: Die Pharmaindustrie scheint an der Neurodermitis gut zu verdienen. Die Entzündungen gehen tatsächlich vorübergehend zurück, kommen dann aber wieder.

Wir versuchen Kapseln gegen allergische Hautausschläge (»Hautplus«), ebenfalls unserer Meinung nach völlig überteuert. Marc Leon scheint im Ganzen kräftiger zu werden, aber an dem Zustand seiner Haut ändert sich nicht das Geringste.

Dann Nachtkerzenöl. Wieder etwas unglaublich Teures, das bei Neurodermitis-Kindern Wunder wirken soll, aber leider bei unserem Kind überhaupt nichts bewirkt.

*Ein Erfahrungsbericht*

AUGUST 1996
Ich nehme mit Marc Leon an einem PEKIP-Kurs teil (Prager Eltern-Kind-Programm). In diesen von einer Fachkraft geleiteten Gruppen treffen sich Mütter mit Babys und Kleinkindern, um den Kindern altersgerechte Spielmöglichkeiten anzubieten und sich auszutauschen. Mit unseren beiden großen Kindern habe ich mehrere dieser fortlaufenden Kurse besucht und mich dort sehr wohl gefühlt.

In der ersten Stunde halte ich den Atem an, als die Kinder ausgezogen werden. Wie werden die anderen Mütter auf die entstellenden Ausschläge reagieren? Die Kursleiterin kommt zu mir und macht mir Mut. Und tatsächlich – alles geht gut, niemand verhält sich abweisend, die Frauen sind sehr freundlich und verständnisvoll. Nach ein paar Wochen muss ich den Kurs abbrechen. Marc Leon schläft nachts so schlecht, dass er vormittags ganz unleidlich ist und viel weint. Sein Auge hat wieder angefangen zu eitern. Die Fahrt und die Kursstunden strengen ihn sehr an. Schweren Herzens melde ich uns wieder ab.

*Positive Erfahrungen im PEKIP-Kurs*

Wir haben es inzwischen aufgegeben, teure »Wundermittel« auszuprobieren. Stattdessen erkundigen wir uns nach alten Hausrezepten für die Linderung von Hautkrankheiten.
Penatencreme zum Beispiel beschleunigt die Abheilung offener, blutig gekratzter und entzündeter Hautstellen. Über Nacht dick aufgetragen wirkt sie wie ein Heilverband. Auch die schlimmsten Stellen heilen ohne Narben ab.
Auflagen mit rohem Weißkohl oder Wirsing sollen »die Krankheit aus dem Körper herausziehen«. Tatsächlich kratzt Marc Leon sich deutlich weniger, wenn

*Altbewährte Hausmittel bei Hautkrankheiten*

wir ihm die Blätter auf die entzündeten Hautpartien legen.

*Teebaumöl kann allergische Reaktionen auslösen*

Mit Teebaumöl, das so vielen Menschen bei Hautproblemen hilft, machen wir keine guten Erfahrungen. Die Ausschläge werden davon schlimmer. Viel später erst weist uns ein Heilpraktiker darauf hin, dass manche Menschen allergisch auf Teebaumöl reagieren.

Wir erreichen jetzt immerhin eine Linderung für Marc Leon, aber er ist immer noch so geschwächt, dass er keine Anstalten macht zu krabbeln. Es muss doch etwas geben, was die Neurodermitis an den Wurzeln packt, sozusagen von innen heraus heilt und nicht nur die Symptome abschwächt!

*Kontakt zu anderen Betroffenen*

Ich trete über das Internet in Kontakt mit anderen betroffenen Eltern. In den Diskussionsforen werden Symptome, mögliche Ursachen der Krankheit und auch immer wieder Wundermittel besprochen. Die Verzweiflung ist groß – jeder hofft und wartet, dass er endlich das richtige Medikament, die richtige Therapie für sein Kind findet. Manchmal berichtet jemand überglücklich von der Heilung seines Kindes durch das Medikament X oder die Therapie Y. Die Freude der anderen Eltern hält sich in Grenzen. Zu groß ist die Verbitterung darüber, dass es dem eigenen Kind immer noch so schlecht geht. Das alles macht mich sehr nachdenklich. Gibt es überhaupt die »richtige« Behandlung für jedes Kind? Und was tun all die, die sie noch nicht gefunden haben und vielleicht auch nie finden werden?

Eine Freundin erzählt mir von einer Therapie, die bei ihrem Neurodermitis-Kind und auch bei Kindern von Bekannten Wunder bewirkt hat. Wir probieren auch das aus. Ich fahre mit Marc Leon zur »Komplexen Reflexzonenmassage nach Dr. Jost Thomas«. Drei Mal wöchentlich hin und zurück, fast 90 km für ca. 15 Minuten Therapie. Die Behandlerin ist ganz sicher, dass sie unseren Sohn heilen kann. In ihrer Praxis hängen viele Bilder von Kleinkindern mit Ausschlägen am ganzen Körper, die heute gesund sind. Der Juckreiz, so sagt sie, ist in 14 Tagen ganz verschwunden. Nach sechs Wochen hat sich immer noch nichts getan. Marc Leon schreit wie am Spieß während jeder Behandlung. Es ist nervenzerfetzend. Wir geben auf. Wieder mal. Und sind wieder völlig entmutigt.

*Der Juckreiz bleibt trotz neuer Therapie*

SEPTEMBER 1996
Es folgt eine fatalistische Phase. Es gibt keine Heilung. Nicht mal Aussicht auf Linderung. Das war's dann. Die nächsten Jahre werden wir mit diesem kranken Kind leben müssen. Mich packt die kalte Wut, wenn ich gesunde Kinder in Marc Leons Alter sehe. Und gleich darauf wieder die Schuldgefühle. Wir haben resigniert. Wir existieren nur noch vor uns hin. Ich weiß nicht mehr, wie es ist, wenigstens sechs Stunden am Stück zu schlafen. Die Nächte verbringe ich damit, immer wieder aus unruhigem Schlaf hochzuschrecken und meinen wimmernden, sich wie verrückt kratzenden Sohn zu beruhigen. Irgendwie. Mit Streicheln, Herumtragen, Eincremen. Wenn mir nichts mehr einfällt, auch mit Händefesthalten, was regelmäßig in wildem Gebrüll endet. In meiner Verzweiflung habe ich Marc Leon schon morgens um drei Uhr in juckreizstillendem Öl gebadet. Ohne Erfolg.
Unsere Umgebung ist wenig hilfreich. Die meisten Kommentare machen unsere Lage noch schlimmer, als sie sowieso schon ist. Da gibt es Leute, die schon

*Wut, Schuldgefühle und Resignation*

lange zu Cortison raten, wozu das Theater? Dabei ist heute allgemein bekannt, dass Cortison zwar Wunder bewirkt, aber Hautkrankheiten nicht heilt. Und was nützt uns eine ausschlagfreie Zeit, wenn der Ausschlag später noch schlimmer zurückkommt oder die Haut mit der Zeit dünn wie Pergament wird?

*Kein Mangel an so genannten guten Ratschlägen*

Andere schlagen uns vor, Zeitpläne einzuführen. Das sieht dann so aus: »Du nimmst das Kind von 7 bis 12, dann ist die Oma dran von 12 bis 4, und ab 4 übernimmt dein Mann.« Manchmal zweifeln wir ernsthaft an der guten Absicht hinter diesen Vorschlägen.

Eine Bekannte, die überzeugt ist, Krisen seien nur durch Therapie zu lösen, rät meinem Mann und mir dringend zu einer therapeutischen Behandlung. Sonst würden wir beide draufgehen. Es klingt wie Hohn. Die Resignation wird immer schlimmer. Irgendwann kippt sie um in blanke Wut. Ich schlage den Leuten, die sich gar nicht mit klugen Ratschlägen zurückhalten können, vor, doch mal eine Nacht bei uns zu verbringen, sich um das weinende Kind zu kümmern, das man auch in der nächsten Etage noch hört, und ihre Vorschläge auf die Durchführbarkeit zu überprüfen.

*Angst, dass die Familie auseinander bricht*

Der Zorn gewinnt die Oberhand. Über Wochen leben wir in Gereiztheit, Streit und Feindseligkeit. Ich habe Angst, dass die Familie auseinander bricht. Wir können alle nicht mehr. Und wir wollen auch nicht mehr. Was haben wir bloß getan, dass das Schicksal uns so grausam straft?

Immer noch frage ich mich, ob es wirklich die eine richtige Behandlung gibt. Und ist wirklich der ganze Spuk vorbei, wenn man sie endlich gefunden hat? Nein, ich glaube nicht. Langsam taste ich mich an die Erkenntnis heran, dass die Neurodermitis keine herkömmliche

*Ein Erfahrungsbericht*

Krankheit ist, sondern eine große, umfassende Aufgabe für die ganze Familie. Wir besorgen uns alles an Literatur, was wir zum Thema »Ganzheitliche Behandlung« finden können. Es gibt auf diesem Gebiet leider eine Menge Schuldzuweisungen (die Mutter hat das Kind nicht angenommen, der Vater hat sich nicht ausreichend gekümmert) und mir abwegig erscheinende Theorien (die Alleinschuld an der Krankheit tragen Pilze, bestimmte Nahrungsmittel oder die schlechte Luft). Schuldzuweisungen jeder Art wollen wir nicht mehr. Die bringen uns nicht weiter, sondern machen das Elend nur noch größer.

*Schuldzuweisungen vergrößern nur das Elend*

Das Buch von Anne Höfler »Leg mir die Hand auf« (Knaur Verlag, Reihe Alternativ Heilen) wird uns von einer Freundin empfohlen. Es ist eine praktische Anleitung zur Behandlung von Kindern mit Neurodermitis und anderen chronischen Erkrankungen.

Die Tochter der Autorin hat als kleines Kind an Neurodermitis gelitten. Die Mutter musste die Erfahrung machen, dass gerade bei chronischen Erkrankungen schulmedizinische Behandlungen oft versagen, und beschäftigte sich daraufhin mit spiritueller Heilung.

*Eine neue Perspektive: spirituelle Heilung*

Ja, natürlich, denke ich beim Lesen, alles ganz einleuchtend. Ich habe selbst vor Jahren Reiki gelernt und weiß eigentlich um die heilende Wirkung des Handauflegens. Warum ist mir das bloß nicht früher wieder eingefallen?

In diesem Buch finde ich den Satz »Wir können ein chronisch krankes Kind als Lehrer betrachten.« Das erschüttert mich tief. Bis jetzt habe ich immer nur das Leid gesehen, das die Krankheit mit sich bringt. Sollte es auch noch etwas anderes geben?

Ich beginne die vorgeschlagene Behandlung. Es wird schwieriger, als ich gedacht habe. Marc Leon will sich überhaupt nicht anfassen lassen. Die geringste Berührung quält die gereizte Haut so, dass er zu weinen beginnt. Nicht verzweifeln, ermahne ich mich. Jetzt bloß nicht verzweifeln! Ich setze mich neben ihn, wenn er schläft, und halte meine Hände für die Behandlung mit ein wenig Abstand über seinen Körper.

OKTOBER 1996

*Das Handauflegen beruhigt*

Die Haut verändert sich nicht, aber ich spüre deutlich, wie Marc Leon und auch ich ruhiger werden durch das regelmäßige Handauflegen. Vielleicht gelingt es uns ja wenigstens, mit der Krankheit Frieden zu schließen.

NOVEMBER 1996

Die letzten Monate haben mich seelisch und körperlich völlig geschafft. Ich gehe zu einer Heileurythmistin in die Behandlung, um selbst wieder auf die Beine zu kommen. Marc Leons Haut ist immer noch unverändert. Kurz vor Weihnachten ist meine Therapeutin so erschrocken über meinen Zustand, dass sie mir gleich für den nächsten Tag einen Termin für Marc Leon anbietet. Er ist jetzt elf Monate alt, wiegt weniger als sechs Kilo und ist zu schwach zum Krabbeln, geschweige denn zum Laufen. Er weint nicht mehr so viel wie früher, aber sein Schlaf ist immer noch unruhig und nicht erholsam. Inzwischen sieht er im Gesicht schon ganz greisenhaft aus. Bei der Behandlung muss ich ihn auf dem Schoß halten, er ist teilnahmslos und sehr geschwächt.

*Unser Kind ist teilnahmslos und sehr geschwächt*

ENDE DEZEMBER 1996

Wir fahren mit Marc Leon ins Krankenhaus. Der Arzt dort schlägt vor, ihn künstlich zu ernähren. Das gibt mir den Rest. Ich bekomme einen Weinkrampf. Mein Kind

*Ein Erfahrungsbericht*

im Krankenhaus, zwangsernährt, alleine. Wir nehmen ihn wieder mit nach Hause, verzweifelter denn je. Zusammen mit diversen Medikamenten, die auch nicht helfen werden (Equisetum Öl für Bäder, Linola Fettcreme gegen die extrem trockene Haut, Quarz Pulver D10 als Impuls und Dermatodoron Tropfen als Basismittel bei Hauterkrankungen). Wie immer kommt es zu einer geringfügigen Verbesserung, dann wieder Stagnation über lange Zeit.

Ich fahre weiter mit Marc Leon zur Heileurythmie und lege ihm auch weiterhin die Hand auf. Mein Mann kauft einen Brotbackautomaten. Vielleicht, so ist unsere Hoffnung, wird Marc Leon selbst gebackenes Brot essen. Nach dem Abstillen hat er fast jedes Essen verweigert. Wenn er überhaupt etwas zu sich nimmt, dann Bananen oder Kartoffeln in winzigen Mengen.

*Weiterhin nur geringfügige Verbesserungen*

JANUAR 1997

Was letztendlich geholfen hat, wissen wir nicht so genau. Mein Mann behauptet, das Brot aus dem Backautomaten (davon isst Marc Leon gern und für seine Verhältnisse viel). Ich bin der Meinung, es ist die Heileurythmie zusammen mit dem Handauflegen. Es gibt große Fortschritte. Das Leben kehrt in Marc Leons Augen zurück. Wir haben das Gefühl, er hat lange auf der Schwelle zwischen Leben und Tod gestanden und sich jetzt endlich für das Leben entschieden. Mit jedem Tag wird er lebendiger und fröhlicher. Unser Kind kann tatsächlich lachen! Der Hautausschlag ist noch fast unverändert, aber er scheint Marc Leon nicht mehr so zu quälen.

*Unser Kind kann endlich lachen*

Derart ermutigt wagen wir einen neuen Therapie-Versuch, begleitend zur Heileurythmie, und fahren mit ihm zu einer fast 100 km entfernt wohnenden Heilpraktikerin, die sich einen Namen gemacht hat mit Lymphentgiftungskuren.

Ihre Diagnose: Marc Leon hat in der Schwangerschaft durch mein ständiges Kranksein kaum Vitamine und Mineralstoffe aufnehmen können. Sein Hautstoffwechsel ist verlangsamt. Während der Schwangerschaft hat er Toxine von einem Masernkontakt sowie von einem Herpes Zoster eingelagert. (Ich hatte Kontakt zu einem Windpockenkind kurz vor Ausbruch der Erkrankung und unser »großer« Sohn hat im ersten Drittel meiner Schwangerschaft die Masern durchgemacht.) Außerdem leidet Marc Leon an einer Schwäche der Magendrüsen und einer leichten Form von Muskelrheuma.

*Diagnose: Lymphflussstörungen*

All das zusammen bewirkt massive Lymphflussstörungen (die Heilpraktikerin nennt es »Lymphdrüseninsuffizienz« oder auch »Lymphekzem«) und lässt das Krankheitsbild einer Neurodermitis entstehen. Auch das eiternde Auge ist charakteristisch für die Störungen im Lymphfluss.

*Unser Kind hat keine typische Neurodermitis*

Zu einer typischen Neurodermitis, hören wir mit Staunen, gehört das Auf und Ab, das Kommen und Gehen der Hautausschläge. Das war bei Marc Leon nie der Fall. Er ist durchgehend krank, seit er vier Wochen alt ist, also seit fast einem Jahr. Mit minimalen Verbesserungen, die kaum der Rede wert sind. Wieder einmal bekommt Marc Leon eine umfangreiche Kur verordnet. Die Behandlung wird insgesamt fast zwei Jahre dauern.

Anfang Februar 1997

Zwei Wochen nach dem ersten Termin bei der Heilpraktikerin bekommt Marc Leon die Windpocken.

## Ein Erfahrungsbericht

Wir erwarten das Schlimmste: eine rapide Verschlechterung seines Zustands. Die bleibt aus und wir können unser Glück gar nicht fassen! Er übersteht die Windpocken überraschend gut, ohne große Kratzattacken, und ist schnell wieder hergestellt. Wir schöpfen Hoffnung. Vielleicht wird er ja wirklich ganz gesund.

*Marc Leon übersteht die Windpocken überraschend gut*

Mitte Februar 1997
Ich fahre mit den Kindern und unserem Au pair-Mädchen an die Nordsee zur Kur.
Da wir privatversichert sind, müssen wir die Kosten für Unterkunft und Verpflegung selbst tragen. Das reißt ein neues großes Loch in unsere Kasse, die durch all die Zuzahlungen für Behandlungen und Medikamente schon ziemlich leer ist. Arbeiten werden ich in absehbarer Zeit nicht können. Die schlechte finanzielle Situation belastet uns sehr.
Unser Hausarzt verschreibt Marc Leon Bäder und Lichttherapie. Beides verweigert der Kleine vehement, obwohl die Behandler sich alle Mühe geben. Nichts zu machen. Er schreit wie am Spieß. Nach fünf Tagen gebe ich auf.
Das Kurmittelhaus bietet uns (als Ersatz für die Behandlung für Marc Leon) für unsere beiden Großen Inhalationen an, die ihnen sichtlich gut tun. Bei Marc Leon setzen wir auf die heilende Wirkung der Nordseeluft. Und tatsächlich – schon in der zweiten Woche hat sich der Zustand seiner Haut deutlich verbessert.
Wir sind jeden Tag draußen, machen lange Spaziergänge und haben viel Zeit zum Spielen. Um diese Zeit sind kaum Touristen hier. Nach einem aufreibenden und unruhigen Jahr genießen wir die Ruhe und

*Zur Kur an die Nordsee*

die Einsamkeit. Unser Haus liegt in einer kleinen Sackgasse, mit einem Spielplatz direkt gegenüber. Es hat viel Platz, einen kleinen Garten und eine Terrasse, die wir häufig nutzen können, weil es für die Jahreszeit schon ziemlich warm ist.

Marc Leon, der bis jetzt ein sehr schlechter Esser war, entdeckt seine Liebe zu Fisch in allen Variationen. Zum ersten Mal in seinem Leben isst er richtig gut und mit Freude. Und er schläft. Ruhig und ohne Unterbrechung, zehn bis elf Stunden am Stück. Sein blasses kleines Gesicht bekommt eine gesunde Farbe, der greisenhafte Ausdruck verschwindet und die Wangen runden sich.

*Endlich isst und schläft Marc Leon gut*

Die Kinder leben auf. Langsam kehren unsere Lebensgeister zurück. Mein Mann besucht uns regelmäßig an den Wochenenden. In langen Gesprächen gelingt es uns, die schwere Zeit, die hinter uns liegt, aufzuarbeiten und wieder zueinander zu finden.

ENDE MÄRZ 1997
Nach der Kur nehmen wir die Lymphbehandlung und die Heileurythmie wieder auf. Das Handauflegen habe ich die ganze Zeit über praktiziert. Zu Ostern sind die Hautausschläge deutlich zurückgegangen. Marc Leon strahlt und ist ein ausgesprochen fröhliches Kind. Er lässt sich ohne Probleme eincremen, baden und behandeln.

*Ein fröhliches Kind*

SOMMER 1997
Wir kaufen einen gebrauchten Wohnwagen und machen vier Wochen Ferien an der holländischen Grenze. Der Campingplatz liegt im Wald. Wir können uns in die Sonne setzen und lesen, während die Kinder frei herumlaufen (Autos sind hier nicht erlaubt)

oder mit Fahrrad, Roller und Bobbycar den Platz erobern. Es gibt einen kleinen Spielplatz und einen Sandkasten, nur ein paar Meter von unserem Standplatz entfernt. Marc Leon blüht zusehends auf. Er spielt und tobt, sitzt mit kurzer Hose und T-Shirt im Sandkasten, läuft barfuß im Gras und seine Haut wird immer besser.

Mit Begeisterung isst er Eis und Pommes frites. Auch das Baden quält ihn nicht mehr.

HERBST 1997

In den Herbstferien fahren wir mit dem Wohnwagen für zwei Wochen an die Nordsee. Marc Leon ist nicht wieder zu erkennen. Aus dem kleinen Häufchen Elend ist ein fröhliches, selbstbewusstes Kind geworden. Beim Spazierengehen stellt er sich auf den Deich, breitet die Arme aus und lässt sich jauchzend vom Wind vorwärts tragen. Er spielt mit Begeisterung am Strand, läuft in Regenmontur und Stiefeln immer wieder ins Wasser, schaufelt Sand in seinen Eimer, sammelt Muscheln und ist gar nicht dazu zu bewegen, abends zurück zum Wohnwagen zu gehen. Wenn er zerzaust, erhitzt und strahlend zu uns kommt, um seine Schätze zu zeigen oder sich die Nase putzen zu lassen, geht mir das Herz über vor Freude.

*Unser Kind wird gesund*

WEIHNACHTEN 1997

Die Fotos, die wir machen, zeigen einen strahlenden, lebensfrohen Marc Leon mit fast gesunder Haut.

SOMMER 1998

Als wir sicher sind, dass Marc Leon ganz gesund ist, bekommt er einen schlimmen Rückfall. Es haut uns aus den Schuhen. Wir trauen uns nicht zu, die ganze

*Ein Rückfall*

*Cortison wirkt Wunder, schlimme Nachwirkungen bleiben aus*

Misere noch einmal zu überstehen, und entscheiden uns für eine kurzfristige Cortison-Behandlung. Die Lymphentgiftungskur wird unterbrochen, Marc Leon bekommt für fünf Tage eine cortisonhaltige Salbe. Schon nach einem Tag ist der ganze Spuk vorbei. Es ist wie ein Wunder! Danach muss er wieder stabilisiert werden, damit die Symptome nicht, wie so oft nach einer Cortison-Behandlung, verstärkt zurückkehren. Das passiert nicht, wofür wir unglaublich dankbar sind. Herbst und Winter '98 überstehen wir ohne Probleme. Das Familienleben normalisiert sich langsam.

JANUAR 1999

Die Heilpraktikerin entlässt Marc Leon aus der Behandlung. Seine Haut ist in Ordnung, lediglich noch etwas trocken. Wir behandeln ihn weiter mit verschiedenen Ölen und Salben, außerdem bekommt er noch für lange Zeit Aufbaumittel. Unser Kind ist gesund. Wir können unser Glück noch gar nicht fassen!

*Hautreizungen zum Sommeranfang und bei Belastungen*

Seitdem hat er noch ab und zu mal Ausschläge an den Armen und Beinen oder in den Kniekehlen. Die Haut reagiert zum Beispiel auf den Wechsel der Jahreszeiten. Wenn es zum Sommer hin richtig warm wird, kommen auch die Hautreizungen wieder. Und in Zeiten der Belastung reagiert Marc Leon auch über die Haut. Als unsere Uroma vor Weihnachten starb, verkraftete er das zunächst überraschend gut, aber nach ein paar Wochen erschienen die Ausschläge wieder.

Wir haben gelernt, gut damit umzugehen und relativ unbeeinträchtigt damit zu leben. Zum Glück sind sie nicht von langer Dauer.

Marc Leon hat seinen eigenen Weg gefunden, mit der Krankheit umzugehen.

*Ein Erfahrungsbericht*

»Leg mal die Hand drauf, Mama, dann wird's besser! Gut, danke, kannst jetzt aufhören!«
Er läuft wieder nach draußen und ruft mir über die Schulter zu: »Opa hat viel Arbeit im Garten, das schafft er nicht alleine!«

**Handauflegen hilft rasch**

## *Nachwort und Abschied*

Liebe Leserin,
wir sind einen langen Weg miteinander gegangen. Einiges von dem, was Sie hier gelesen haben, war Ihnen vielleicht neu, einiges schon bekannt und vertraut. Ich wünsche mir, dass ich Ihnen mit diesem Buch Mut machen konnte für den Umgang mit der schweren Aufgabe, die Sie haben, und dass Sie vielleicht sogar einen anderen Zugang zur Neurodermitis und Ihren Belastungen gefunden haben.

*Sie können mir gern schreiben*

Sie können mir gern schreiben, wenn Sie noch Fragen, Anregungen oder Kritik haben, oder wenn Sie mir von Ihren Erfahrungen (den guten und auch den weniger guten) berichten möchten. Ich freue mich über jede Zuschrift. Auch wenn Sie gar nicht mehr weiterwissen, will ich gern versuchen, Ihnen zu helfen.

Schicken Sie mir eine e-mail an folgende Adresse:

juergen.heidboehmer@t-online.de

oder schreiben Sie an den
Herbig Verlag
Thomas-Wimmer-Ring 11
80539 München

### Nachwort und Abschied

Die Post wird an mich weitergeleitet. Bitte denken Sie daran, Rückporto beizulegen.

Die folgenden Worte, die ich in Kurt Tepperweins Buch »Die geistigen Gesetze« gefunden habe, möchte ich Ihnen als Geleit mit auf den Weg geben:

»Dein Lebensweg
Niemand kennt den Weg, den du vor dir hast. Noch nie ist jemand diesen Weg gegangen, und niemals wird ein anderer diesen Weg gehen, denn es ist dein Weg. Er ist so einmalig, wie du einmalig bist. Ja, du bist einmalig, und du hast einen wertvollen Beitrag in deinem Leben zu leisten. Auf deine ganz besondere, einmalige Art.«

*Ihr Lebensweg ist einmalig – Ihr Zugang zur Neurodermitis wird es auch sein*

Ich wünsche Ihnen, liebe Leserin, dass Sie auf Ihre ganz besondere, einmalige Art für sich und Ihre Familie einen Weg finden, mit der Neurodermitis zu leben und daran zu wachsen.

# *Danksagung*

Ich danke von Herzen
- Marc Leon selbst, der uns mit seiner Krankheit ein Geschenk gemacht hat, auch wenn wir dadurch oft an den Rand unserer Kräfte gekommen sind,
- meinem Mann, der nicht nur ein wunderbarer Ehemann und Vater ist, sondern auch mein bester Freund,
- unseren Kindern Sarah Mae und Jascha Sebastian für all das Licht und die Liebe, die sie in unser Leben bringen,
- meiner Schwiegermutter für all ihre selbstlose Unterstützung. Ohne sie hätten wir es nicht geschafft,
- dem Rest unserer großen Familie für den Satz »Wenn ihr uns fragt, ist Marc Leon durch die Kraft eurer Liebe wieder gesund geworden!«,
- allen Therapeuten, die uns auf dem Weg begleitet haben, ganz besonders der Heileurythmistin Frau Dietrich und den Heilpraktikerinnen Frau Szytar und Frau Klauke,
- unserer Hebamme und Ärztin Anna Rockel-Lönhoff. Wenn Sie sich am Telefon mit einem freundlichen und beruhigenden »Hier ist die Anna!« meldete, waren unsere Sorgen gleich nur noch halb so groß,
- Antje fürs Probelesen und für den Satz »Ich hab' es doch gewusst!« (Sie hat daran geglaubt, dass dieses

Manuskript ein Erfolg wird, als ich es schon nicht mehr geglaubt habe),
- Martina, die immer daran geglaubt hat, dass sich mein Traum, eine Schriftstellerin zu sein, erfüllen wird,
- all den Menschen, die, ohne es zu wissen, durch ein freundliches Wort oder ihre selbstverständliche Hilfsbereitschaft dazu beigetragen haben, dass wir nicht endgültig verzweifelt sind.

# Anhang

## Literatur
*Bücher, die Ihnen weiterhelfen*

Assisi, Franz von: Die Demut Gottes. Meditationen, Lieder und Gebete des heiligen Franz von Assisi, Verlag Benziger, 1999

Bach Dr., Edward/Petersen, Jens-Erik R.: Heile dich selbst mit den Bach Blüten, Knaur Verlag, München 2000
Baginsky, Bodo J./Sharamon, Shalila: Reiki. Universelle Lebensenergie, Synthesis Verlag, 1997
Burkhard, Gudrun: Das Leben geht weiter. Geistige Kräfte in der Biografie, Verlag Freies Geistesleben, Stuttgart 1998
– Das Leben in die Hand nehmen. Arbeit an der eigenen Biografie, Verlag Freies Geistesleben, Stuttgart 1995
– Schlüsselfragen zur Biografie, Verlag Freies Geistesleben, Stuttgart 1995

Carnegie, Dale: Freu dich des Lebens. Die Kunst, beliebt, erfolgreich und glücklich zu werden, Scherz Verlag, München 1990
– Sorge dich nicht – lebe! Die Kunst, zu einem von Ängsten und Aufregungen befreiten Leben zu finden, Scherz Verlag, München 2000
Childs-Gowell, Elaine: Heilungsrituale. Aktive Hilfen zum Akzeptieren und Überwinden von Schmerz und Verlust, edition Tramontane, 1994
Chopich, Erika J./Paul, Margaret: Aussöhnung mit dem inneren Kind, Hermann Bauer Verlag, Freiburg 1990
– Das Arbeitsbuch zur Aussöhnung mit dem inneren Kind, Hermann Bauer Verlag, Freiburg 1992

COREN, STANLEY: Die unausgeschlafene Gesellschaft, Rowohlt Verlag, Reinbek 1999

DALBERG, ANDREAS: Der Weg zum wahren Reiki-Meister, Droemer Verlag, München 2000
DARGATZ, THORSTEN: Joggen. Das ideale Ausdauertraining, Copress Verlag, München 2001
DEGEN, ROLF: Der kleine Schlaf zwischendurch, Rowohlt Verlag, Reinbek 1997
DISTEL, WOLFGANG/WELLMANN, WOLFGANG: Das Herz des Reiki. Dai Komio, Goldmann Verlag, München 1995
– Der Geist des Reiki. Dai Komio, Goldmann Verlag, München 1995

EASWARAN, EKNATH: Meditieren als Lebenskunst, Herder Verlag, Freiburg, 1998
EHRHARD, UTE: Gute Mädchen kommen in den Himmel, böse überall hin. Warum Bravsein uns nicht weiterbringt, Wolfgang Krüger Verlag, Frankfurt 1994
– Und jeden Tag ein bißchen böser. Das Handbuch zu »Gute Mädchen kommen in den Himmel, böse überall hin«, Wolfgang Krüger Verlag, Frankfurt 1996

FREITAG, ERHARD F.: Hilfe aus dem Unbewußten. Der spirituelle Weg zum Erfolg, Goldmann Verlag, München 1985
– Kraftzentrale Unterbewußtsein. Der Weg zum Positiven Denken, Goldmann Verlag, München 1983
FREITAG, ERHARD F./ZACHARIAS, CARNA: Die Macht Ihrer Gedanken. Das Praxisbuch zur Kraftzentrale Unterbewußtsein, Goldmann Verlag, München 1986
– Erkenne deine geistige Kraft, Goldmann Verlag, München 1987

GAWAIN, SHAKTI/KING, LAUREL: Leben im Licht. Quelle und Weg zu einem neuen Bewusstsein, Heyne Verlag, München 1986
GAWAIN, SHAKTI: Stell dir vor. Kreativ visualisieren, Rowohlt Verlag, Reinbek 1986

HARP, DAVID/FELDMAN, NINA: Meditieren in 3 Minuten, Rowohlt Verlag, Reinbek 1993
HIRSCHI, GERTRUD: Yoga für Seele, Geist und Körper. Übungen für 52 Wochen, Hermann Bauer Verlag, Freiburg 1993
HOTTENROTT, KUNO/ZÜLCH, MARTIN: Ausdauertrainer Laufen. Training mit System, Rowohlt Verlag, Reinbek 1997

JEANMAIRE, TUSHITA M.: Meditation. Einfach entspannen im Alltag und in Krisen, Ariston Verlag, München 1999

KAST, VERENA: Lebenskrisen werden Lebenschancen. Wendepunkte des Lebens aktiv gestalten, Herder Verlag, Freiburg 2000
– Neid und Eifersucht. Die Herausforderung durch unangenehme Gefühle, Deutscher Taschenbuch Verlag, München 1998
KELDER, PETER: Die Fünf Tibeter, Scherz Verlag, München 1999
KIRSCHNER, JOSEF: Hilf dir selbst, sonst hilft dir keiner. Die Kunst, glücklich zu leben, Knaur Verlag, München 1978
– Kirschners Kunst der Lebensführung, Knaur Verlag, München
KOPMEYER, M.R.: Persönlichkeitsbildung. So werden Sie, was Sie sein möchten, Knaur Verlag, München 1982

KRÄMER, DIETMAR/WILD, HELMUT: Neue Therapien mit Bachblüten, Bände 1–3, W. Ludwig Verlag, München 1998

LEISNER, REGINE: An Krisen reifen. Buddhistische Perspektiven für schwere Zeiten, Theseus Verlag, 2000
LERNER, HARRIET GOLDHOR: Wohin mit meiner Wut? Neue Beziehungsmuster für Frauen, Fischer Verlag, Frankfurt 1992
- Zärtliches Tempo. Wie Frauen ihre Beziehungen verändern, ohne sie zu zerstören, Fischer Verlag, Frankfurt 1992
LOUDEN, JENNIFER: Tu dir gut. Das Wohlfühlbuch für Frauen. Hermann Bauer Verlag, Freiburg, 2000
- Wohlfühlbuch für Paare, Hermann Bauer Verlag, Freiburg, 1996
LYSEBETH, ANDRE VAN: Yoga für Menschen von heute, Mosaik Verlag, Berlin 1982
- Yoga zum eigenen Selbst, Otto Wilhelm Barth Verlag, Weilheim

MANZEL, PETER-PAUL: Gesunder Schlaf, Mosaik Verlag, Berlin 1999
MÜHLBAUER, WINNI: Ui! So einfach ist Laufen, Muehlbauer Verlag, 1993
MURPHY DR., JOSEPH: Die Gesetze des Denkens und Glaubens, Goldmann Verlag, München
- Die unendliche Quelle Ihrer Kraft. Ein Schlüsselbuch positiven Denkens, Goldmann Verlag, München

OSHO: Leben, Lieben, Lachen, Osho Verlag, Köln 1996

PEALE, NORMAN VINCENT: Die Kraft Positiven Denkens, Oesch Verlag, Zürich 1988

PICE, SHIRLEY: Praktische Aromatherapie. Vitalität und Lebensfreude durch ätherische Öle, Urania Verlag, Neuhausen 1988
PRAMANN, ULRICH/STEFFNY, HERBERT: Fit for Fun. Perfektes Lauftraining. Schritt für Schritt gesund und fit. Von Jogging bis Marathon, Südwest Verlag, München 1998
PREUSCHOFF, GISELA: Ganz entspannt mit Kind und Kegel. Meditationen für gestresste Mütter, Kösel Verlag, München

RAPHAELL, KATRINA: Heilen mit Kristallen. Die therapeutische Anwendung von Kristallen und Edelsteinen, Knaur Verlag, München 1988
RIEDER, BEATE DR. MED./WOLLNER, FRED: Duftführer. Eine Beschreibung von über 90 ätherischen Ölen, ihrer Wirkung und praktischen Anwendung, Fred Wollner Verlag, Börwang 1992

SATOR, GÜNTHER: Feng Shui für jeden Garten, Verlag Gräfe und Unzer, München 1998
SCHEFFER, MECHTHILD: Bach-Blütentherapie. Theorie und Praxis. Eine holistische Heilmethode, Hugendubel Verlag, München 1981
– Selbsthilfe durch Bach-Blütentherapie. Blumen, die durch die Seele heilen, Heyne Verlag, München 1989
SCHNEIDER, REGINE: Lebenskrisen als Chancen, Fischer Verlag, Frankfurt 1998
SCHOENAKER, THEO: Die Kunst, als Familie zu leben, Herder Verlag, Freiburg 2000
SCHWARZ, R./SCHWEPPE, R.: Heilende Edelsteine. Von Achat bis Turmalin, Verlag Gräfe und Unzer, München 1999
SEITZ, ANAND KAUR: Kundalini-Yoga, Rowohlt Verlag, Frankfurt 1999

Shree Rajneesh, Bhagwan: Das Orangene Buch, Rajneesh Verlag, Köln 1987

Titze, Michael: Die heilende Kraft des Lachens. Mit therapeutischem Humor frühe Beschämungen heilen, Kösel Verlag, München 1995

Usui, Dr. Mikao/Petter, Frank A.: Das Original-Reiki-Handbuch des Dr. Mikao Usui, Windpferd Verlag, Aitrang 1999

Wais, Matthias: Biografiearbeit und Lebensberatung, Verlag Urachhaus, Stuttgart 1994
– Ich bin, was ich werden könnte. Entwicklungschancen im Lebenslauf. Verlag edition tertium, Osterfildern 1995
Waesse, Harry: Yoga für Anfänger, Verlag Gräfe und Unzer, München 1999
Wagner, Carmen: Yoga für Frauen, humboldt Verlag, München 1988
Walsch, Neale Donald: Gespräche mit Gott, Band 1, Goldmann Verlag, München 1996
– Freundschaft mit Gott, Goldmann Verlag, München 2000
Waldmann, Werner/Allin, Pat: Feng Shui für Garten, Balkon und Terrasse, Urania Verlag, Berlin 1997
Wind, Wabun/Reed, Anderson: Die Macht der Heiligen Steine. Kristallarbeit und Kristallwissen, Goldmann Taschenbuch Verlag, München
Williamson, Marianne: Rückkehr zur Liebe, Goldmann Verlag, München 1995
– Rückkehr zur Liebe. Harmonie, Lebenssinn und Glück durch »Ein Kurs in Wundern« (2 Hörkassetten), Axent Verlag, Augsburg 1995

Wolf, Doris: Ängste verstehen und überwinden. Gezielte Strategien für ein Leben ohne Angst, Verlag PAL, 2000

Zillo, Adriana/Greissing, Hans G.: Neue Hoffnung Zilgrei. Schmerzfrei durch eine kombinierte Haltungs- und Atemtherapie, Mosaik Verlag, Berlin 1995
- Zilgrei gegen Kopf- und Nackenschmerzen, Mosaik Verlag, Berlin 1992
- Zilgrei gegen Rückenschmerzen, Mosaik Verlag, Berlin 1991

*Bitte beachten Sie die folgenden Seiten*

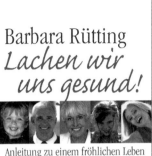

198 Seiten **mit CD** · ISBN 3-7766-2236-9

# Barbara Rütting
## *Lachen wir uns gesund!*

### Wer lacht, lebt länger!

*Mit ihrem neuen Buch fordert die Schauspielerin, Bestsellerautorin und Gesundheitsberaterin dazu auf, die Lachmuskeln zu trainieren. Denn es ist erwiesen, dass herzhaftes Lachen gesund hält, die Durchblutung fördert, das Immunsystem stärkt und selbst chronische Schmerzen lindert. Dieser informative Ratgeber rund um das Thema Lachtherapie, inklusive einer CD mit dem ansteckenden Lachen von Barbara Rütting, ist garantiert frei von schädlichen Nebenwirkungen.*

### Herbig

*Besuchen Sie uns im Internet unter http://www.herbig.net*

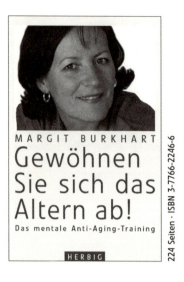

# Margit Burkhart
## Gewöhnen Sie sich das Altern ab!

### Wir altern, weil wir es erwarten

*Jeder kann jung bleiben, während er älter wird. Dieser völlig neue Anti-Aging Ratgeber verändert die Einstellung zum Altern auf revolutionäre Weise. Margit Burkhart, Psychotherapeutin und Heilpraktikerin zeigt in ihrem humorvoll und kurzweilig geschriebenen Ratgeber, wie man durch positive Selbstbeeinflussung und Aktivierung körpereigener Hormone den Alterungsprozess verzögern kann.*

### Herbig

Besuchen Sie uns im Internet unter http://www.herbig.net